숨의 힘
10년 젊어지는 신기술 숨플러스

"

스스로 치유하는 몸의 명의를 믿는 사람들

자신의 질병이나 불행을 누구의 탓으로도
돌리지 않는 사람들

자신과 가족의 소중함을 알고 그것을 지키려고
끊임없이 노력하는 사람들

냉소주의를 물리치고, 불가능하다는 의견에 맞서며
자기 일을 즐기는 사람들

매일매일 자신의 모습을 들여다보고 아름답게
가꾸기 위해 노력하는 사람들

특별히,
이 모든 것을 받아들일 준비가 되어 있는
열린 마음을 가진 사람들에게
이 책을 바칩니다.

"

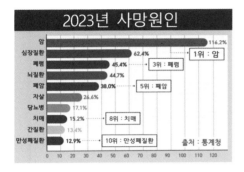

사망원인 1~10위 까지.. 암, 심장/뇌혈관 질환, 치매, 폐질환, 당뇨, 고혈압 등은 **산소공급시스템**(심장, 폐, 혈관, 혈액) 기능 약화에 따른 **저산소 환경**과 관련있다.

생명유지의 가장 필수 요소 "숨과 산소"

산소공급시스템 건강해지면 항노화, 노화역전도 가능!

산소공급시스템은 수면, 질병치료, 면역력의 "황금 열쇠"

1970년대 국내 암 발생률이 10%대 머무르던 것이 2023년에는 40%까지 늘어났다. 원인은 무엇일까? **왜 만성질환은 노화가 진행될수록 높아질까?** 유전자 때문일까? 유전자 돌연변이가 40%에 이르기까지는 수백년이 걸린다. 사람이 살기 위해서는 산소, 물, 영양소가 필요하다. 모두 중요하지만, 그 중에서도 산소는 단 5분만 공급이 멈추면 생명유지가 어

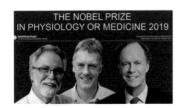

2019년 노벨 생리의학상은 "저산소 환경이 세포에 미치는 영향"을 규명한 3명의 과학자들에게 수여됐다. 산소는 생명활동의 가장 필수 요소다. **"저산소 환경"**은 대부분의 만성질환과 관련되어 있다.

렵다. 우리 몸은 세포로 구성되어 있다. 세포는 산소를 먹고 산다. 산소가 있으면 살고, 모자라면 병들며, 없으면 죽는다. 1931년 노벨생리의학상을 수상한 오토 바르부르크(Warburg. Otto Heinrich) 박사는 암의 원인을 "**산소결핍**"이라 말했다. 2019년 노벨생리의학상은 "저산소 환경이 세포에 미치는 영향"을 규명한 과학자들에게 수여됐다. 지금까지 노벨상 9개 나왔다. **세포 하나하나에 산소를 공급하지 못하면, 암세포만 우후죽순 생겨난다.**

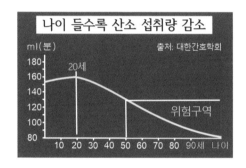

"**산소섭취량**"은 안정시 호흡을 통해 체내로 들어오는 산소량이다. 이는 각각의 장기가 사용하는 **산소량** 및 **기초대사량**을 의미한다. 산소섭취량은 20세 대비 60세에 30% 감소한다.

대부분의 노화성 만성질환 즉, 암, 치매, 심장질환, 뇌질환, 고혈압, 당뇨병, 관절염 등은 "산소"와 관련되어 있다. 수면, 퇴행성 질환, 만성피로, 두통, 통증도 "산소"와 관련 있다.

노화. 비만, 오염공기, 음주, 운동부족, 호흡기 질환, 흡연, 수면무호흡 및 저호흡, 스트레스 등으로 우리 몸은 오염되고 저산소증에 빠져 정상세포가 살 수 없는 환경으로 변해간다. 특히, 나이들수록 **산소공급시스템 및 호흡기능**이 나빠진다. 이에 따라 산소섭취량은 60세에 무려 30% 감소한다. 똑같은 시간을 숨을 쉬어도 나이들면 젊은 사람보다 **세포에 전달되는 산소가 부족해진다.** 나이들어 산소가 부족해지는 몸은 "종합병원"이다. 아무리 좋은 약과 음식, 영양제를 먹어도 근본적인 해결은 어렵다. 나이 들수록 만성질환이 늘어나는 이유다. 따라서 병을 예방하고 치료하는 가장 과학적인 방법은 몸이 젊었을 때처럼 **산소공급시스템 및 호흡기능 향상을 통해** "세포에 전달되는 산소량" 을 원활하게 하는 것이다.

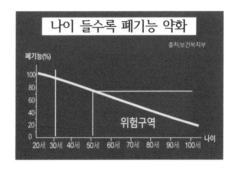

세포가 제 기능을 하기 위해서는 'ATP'라는 에너지가 필요하다. ATP는 당을 분해 하는 해당작용(glycolysis)과 세포의 미토콘드리아에서 인산화 작용의 과정에서 발생한다. 인산화 작용시 산소가 없으면 2개의 ATP를 만들어 내지만, 산소가 있으면 33~36개의 ATP를 만들 수 있다. 산소공급이 원활하면 에너지 생산 효율이 좋아지는 것이다. 문제는 나이가 들수록 몸 구석구석 산소공급이 부족해진다.

산소공급이 부족해지면, 우리 몸의 세포에 심각한 타격을 준다. 세포에 산소공급이 제대로 안 되면 어떻게 될까? 말할 것도 없다. 세포는 시들시들 힘을 잃게 된다. 그러는 과정에서 만성질환에 노출될 것이다.

그렇다면 어떻게 해야 할까요?

"산소공급시스템(심장, 폐, 혈관, 혈액)" 은 숨플러스로 강하게 만들 수 있다. 어렵지 않게 단련 할 수 있다. 아무리 나이가 많아도 강하게 만들 수 있다.

숨플러스를 착용하고 잠을 자고, 운동을 하면 "산소공급시스템"이 강력해져 몸이 젊어진다" 그 결과 얻을 수 있는 효과는 다음과 같다

- 암 예방 및 치료에 도움이 된다
- 꿀잠을 잔다
- 산소공급시스템(심장, 폐, 혈관, 혈액)이 개선된다
- 비염, 천식, 폐질환 등 호흡기병이 개선된다
- 입마름, 코골이, 무호흡 등 수면장애가 개선된다
- 높은 혈압, 혈당, 콜레스테롤이 개선된다
- 건강한 다이어트가 된다
- 피부가 깨끗해진다

이 책은 필자가 지난 11년 동안 **숨플러스**를 통해 얻은 경험과 임상을 기초로 하여 썼으며, **"숨의 힘"**의 다양한 효과를 살펴보고 숨의 힘을 강하게 만드는 방법을 이해하기 쉽게 소개할 예정이다.

숨플러스 발명은 오토 바르부르크 박사의 위대한 연구 덕분이다. 박사님은 노벨의학상 수상자이며, 암을 전문으로 연구한 의사이자 암 전문가이다. 3명의 노벨상 수상 제자를 배출했다. 박사님의 연구가 없었다면 숨플러스는 발명되지 못했다.

일본 "미토콘드리아 박사"로 불리는 나시하라 가츠나리 박사님은 열정적인 성격에 걸맞게 미토콘드리아에 대해서도 남다른 통찰력을 지니셨다. 박사님과 메일을 주고받는 일은 필자에게는 매우 큰 행운이었다. 대한 노화방지연구소 회장이신 '홍영재 박사님', '조용기 한의학 박사님', '전홍기 통합의료 원

장님'여러 전문가분들이 자신의 분야와 관련된 장을 읽어 주셨다. 그 분들에게 고마움을 전할 수 있어 매우 기쁘게 생각한다.

이 책을 읽음으로써 필자에게 기회를 준 독자들에게 깊이 감사드린다. 이 책에 담긴 내용을 통해 평생 지속될 수 있는 혜택을 누리시길 바란다. 끝으로, 필자는 지난 19여 년간 오로지 연구와 개발만 했다. 영광스럽게도 숨플러스는 출시 11년 동안 85만개가 고객들에게 공급됐다. 필자가 발명한 기적의 건강법 숨의 힘! 10년 젊어지는 기술 숨플러스 를 전 세계 사람들에게 알리고 싶다.

2024년 2월 16일 최 충 식 드림

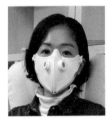

김애란 숨플러스 ceo

산소공급시스템, 수면건강, 다이어트, 동안피부
지금 바로 개선될 수 있도록 상담신청 하세요

02-6261-0111

참고문헌

-Advances in Hypoxia-inducible Factor Biology. Cell Metab 27(2):281-298. 2018
-Sleep apnoea and cancer risk: Where are we now?. 2022
-Advances in hyperbaric oxygen to promote immunotherapy through modulation of the tumor microenvironment. 2023
-Time-Efficient Inspiratory Muscle Strength Training Lowers Blood Pressure and Improves Endothelial Function, NO Bioavailability, and Oxidative Stress in Midlife/ Older Adults With Above-Normal Blood Pressure. 2021

세상의 모든 지식중에

가장 중요한 지식은

"자신과 가족의 건강을 지키는 방법"

을 아는 것이다.

차 례

1장 숨의 힘 !

2장 몸이 젊어지는 기술 "숨플러스"

3장 세계최초발명특허 & 신기술

숨은 생명이다

1) 미토콘드리아(숨의 힘)란?

미국 국가생물공학센터(NCBI)는 "건강한 사람은 몸속 에너지의 95%를 호흡을 통해서 만든다. 그리고 우리 몸속의 노폐물 중에 약 75%가 호흡을 통해서 배출된다. 하지만 바르게 호흡하는 사람은 10%에도 못 미친다."고 하였다.

보통 우리는 '호흡은 코로 숨 쉬는 것'으로만 생각한다. 하지만 그림에 나타낸 바와 같이. 호흡은 크게 숨 쉬는 기체 교환의 과정인 폐호흡과, 에너지를 생산하는 과정인 세포호흡 2가지 과정으로 이루어진다.

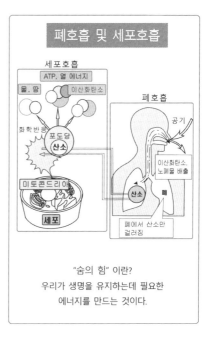

"숨의 힘" 이란?
우리가 생명을 유지하는데 필요한
에너지를 만드는 것이다.

먼저, **폐호흡**은 코를 통해 공기 중 산소를 폐로 들이마시고 다시 공기 중으로 이산화탄소를 내보내는 기체 교환을 말한다. 다음으로, 세포호흡은 혈액에 녹아 세포에 전달된 산소가 세포내의 미토콘드리아에서 ATP라는 에너지를 생산하고 이 과정에서 생긴 이산화탄소, 노폐물을 혈액에 주는 것을 말한다. 이것은 세포에서 이루어지기 때문에 '**세포호흡**'이라고 부른다.

필자는 책을 쓰면서, 객관적인 연구 자료들을 예로 들어서 '원숭이도 읽을 수 있는 글'을 쓰겠다고 다짐하지만, 미토콘드리아, ATP란 단어들은 어렵기만 하고 책을 덮고 싶은 충동이 일어날 수도 있다. 하지만 이제는 상식으로 쓰게 되는 말이니 너무 어렵다 여기지 말고 가까워지기 바란다.

현대과학이 눈부시게 발전을 거듭하여 밝혀낸 분야가 "미토콘드리아의 기능과 역할"이다. 왜냐하면 미토콘드리아가 우리의 생, 노, 병, 사의 열쇠를 쥐고 있기 때문이다. 건강하고 젊게 살고자 한다면 미토콘드리아를 반드시 기억"해 두기 바란다.

우리의 몸은 세포로 이루어져 있다. 세포는 우리 몸의 가장 작은 단위이며, 앞서 설명했듯이 호흡을 한다. 세포 안에서 호흡을 하는 주체가 바로 '미토콘드리아 (Mitochondria) 다.

미토콘드리아를 갖고 있는 세포 하나하나가 모여 (대략 60조 개의 세포) 우리 몸이 만들어진다. 미토콘드리아의 가장 중요한 기능은 몸을 움직이거나 기초대사를 유지하기 위한 '에너지' 를 만들어내는 것이다.

자동차로 비유하자면 엔진인 셈이다. 자동차는 엔진에서 기름과 산소를 이용하여 에너지를 만든다. 사람은 미토콘드리아에서 산소와 영양소를 이용해서 에너지를 만든다. 따라서 미토콘드리아에서 에너지를 만들 때 반드시 필요한 것이 '산소' 다. 산소가 없다면 에너지를 만들 수 없고 죽게 된다. 그렇기 때문에 미토콘드리아는 당신의 '생, 노, 병, 사'를 결정하는 열쇠를 갖고 있다. 미토콘드리아가 얼마나 중요하면 노벨상이 9개나 나왔을까?

그런데 만약 어떤 이유로 이 같은 일을 하는 미토콘드리아에 산소 공급이 제대로 안 되면 어떻게 될까? 말할 것도 없다. 미토콘드리아는 에너지를 제대로 만들어낼 수 없게 되고, 세포는 시들시들 힘을 잃게 된다. 그 결과 쉽게 만성질환에 노출된다.

따라서 설사 하루 24시간 숨 잘 쉬고 있다고 해서 결코 안심해선 안 된다. 혹시 내 세포 속의 미토콘드리아에 산소가 제대로 잘 공급되고 있는지 늘

신경써야 한다. 그래야 **미토콘드리아가 제기능을 발휘할 수 있고,** 우리가 건강하게 살아갈 수 있는 열쇠가 된다.

암 뿐만 아니라 치매, 파킨슨병, 심/뇌혈관질환, 고혈압, 폐질환, 당뇨병 등 노화성 만성질환을 예방하거나 치료를 위해서도 마찬가지다. 산소가 충분히 공급될 때 미토콘드리아 기능과 수가 늘어나고 생생하게 활동하면서 세포가 건강해질 수 있다.

이를 위해 항시 맑고 깨끗한 공기와 산소를 섭취해야하며, 미토콘드리아에 공급해주어야 한다. 반드시 그래야 한다. 생명이 다하는 날까지.

이렇듯, 우리가 생명을 유지하고 만성질환을 예방 및 치료하는데 필요한 에너지를 만드는 것이 **"미토콘드리아의 힘(숨의 힘)"** 이다. 그리고 **"숨의 힘"** 은 에너지를 만드는 능력이라고도 말할 수 있다. **"숨의 힘"** 이 향상되려면, 좋은 호흡 환경이 조성되어야 한다.

그 좋은 호흡 환경이란?

"잠잘 때 또는 운동, 명상할 때 숨플러스를 착용하고 코로 천천히 호흡하는 것, 즉 호흡 수를 줄이는 것이다" 이것이 18년을 연구하고 숨플러스를 발명한 이유다.

참고문헌

-미토콘드리아 기능 이상과 암. Journal of Life Science. 2019

-Alberts B et al. Molecular Biology of the Cells. 6th edition. Garland Science 2015.p 758-764.

-미토콘드리아 기능 이상에 의한 암의 악성화 및 진행에 관한 연구. 부산대학교 박사학위 논문. 2011. 분자생물학

-미토콘드리아, 노화 관련 질환. 임상노인의학회지. 2008년, pp.9 - 12

-미토콘드리아(박테리아에서 인간으로, 진화의 숨은 지배자).2009. 저자 닉 레인

-Chance, B., Sies, H. and Boveris, A. 1979. Hydroperoxide metabolism in mammalian organs. Physiol. Rev. 59, 527-605

-Veltri, K. L., Espiritu, M. and Singh, G. 1990. Distinct genomic copy number in mitochondria of different mammalian organs. J. Cell. Physiol. 143, 160-164

-Dan Dunn, J., Alvarez, L. A., Zhang, X. and Soldati, T. 2015. Reactive oxygen species and mitochondria: A nexus of cellular homeostasis. Redox. Biol. 6, 472-485.

-Nicolson, G. L. 2014. Mitochondrial dysfunction and chronic disease: treatment with natural supplements. Integr. Med. (Encinitas). 13, 35-43.

-Wallace, D. C. 2012. Mitochondria and cancer. Nat. Rev. Cancer 12, 685-698.

-van Waveren, C., Moraes, C. T., Sun, Y. and Cheung, H. S. 2006. Oxidative phosphorylation dysfunction modulates expression of extracellular matrix - Remodeling genes and invasion. Carcinogenesis 27, 409-418.

-Chatterjee, A., Mambo, E. and Sidransky, D. 2006. Mitochondrial DNA mutations in human cancer. Oncogene 25, 4663-4674.

-Lee, H. C., Chang, C. M. and Chi, C. W. 2010. Somatic mutations of mitochondrial DNA in aging and cancer progression. Aging. Res. Rev. 9, S47-S58.

-Boland, M. L., Chourasia, A. H. and Macleod, K. F. 2013. Mitochondrial dysfunction in cancer. Front. Oncol. 3, 1-28.

2) 만병의 원인 "산소부족"

수면 중 '산소부족' 심장, 뇌, 폐에 직격탄

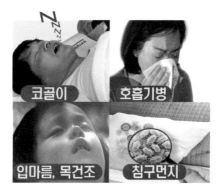

암 우리 몸은 에너지 발전소가 2개 있다. 미토콘드리아와 해당과정이다. 미토콘드리아는 포도당과 산소를 이용해 에너지를 생산한다. 고효율 방식이다. 해당과정은 포도당을 산소없이 발효과정을 통해 에너지를 만든다. 비효율적이다. 암세포는 포도당을 대량 사용해 해당과정으로 에너지를 생산한다. 그 과정에서 젖산이 발생되고 암세포 주위가 산성화로 바뀌어 암의 전이가 촉진된다. 암 검사법 PET는 포도당을 대량 사용하는 암의 특징을 이용한 검사법이다.

암은 대다수 만성질환 처럼 수백 가지의 2차 원인이 있지만 **1차 원인은 미토콘드리아 기능 이상이다. 암 예방 및 치료에 있어 미토콘드리아는 시작과 끝이다.** 암세포는 미토콘드리아 기능 이상으로 산소 호흡기능이 약해져 있고 저산소 발현인자(HIF-1) 활성으로 저산소 환경에서 증식한다. 때문에 산소를 싫어한다. 암 예방 및 치료를 위해서는 **"원활한 산소공급을 통해 미토콘드리아 기능 향상!"** 이 방법으로 암세포 분열을 억제할 수 있다.

뇌 뇌는 산소를 가장 많이 사용한다. 뇌에 산소가 조금만 부족해져도 문제가 발생된다. 머리가 무겁고 두통이 발생되며 깊은 잠을 자지 못한다. 악몽도 자주 꾼다. 뇌가 각성하므로 화장실(야간뇨)에도 자주 간다.

폐 폐는 뇌 다음으로 산소를 많이 사용한다. 저산소증은 대부분의 호흡기 질환에서 관찰되는 손상과정이다. 폐결핵, 폐섬유화, 만성폐질환, 천식 등이 대표적이다. 척추측만증, 흉곽변화, 호흡근 약화 등은 호흡기 병을 악화시킨다. 산소는 호흡기병의 특효약이다.

심장 심장은 3번째로 산소를 많이 사용한다. 산소공급이 부족(허혈)해지면 심장기능이 떨어지고 부정맥, 협심증, 심근경색이 발생된다. 산소를 많이 사용하는 간, 신장도 상황이 다르지 않다.

치매 치매, 뇌경색 등 뇌질환은 산소부족(허혈)으로 발생한다. 산소부족으로 뇌세포 미토콘드리아 기능이 나빠지면 베타 아밀로이드라는 나쁜 단백질이 쌓인다. 베타 아밀로이드는 알츠하이머(치매)의 결정적 원인이 된다. 뇌의 흑색질 미토콘드리아 기능이 떨어지면 도파민 호르몬 분비가 나빠진다. 그로인해 파킨슨병이 발생된다.

당뇨병 당뇨병은 인슐린 저항성(insulin resistance:혈당을 낮추는 인슐린 기능이 떨어져 세포가 포도당을 효과적으로 연소하지 못하는 것)을 특징으로 한다. 제2형 당뇨 원인인 비만, 고열량 식단, 수면장애, 노화, 운동 부족, 스트레스, 흡연 등은 세포 산소부족을 발생시킨다. 산소부족은 췌장기능을 떨어뜨리고 인슐린 저항성은 커진다. 그래서 당뇨병이 잘생긴다.

고혈압 세포에 산소가 부족하면 부족한 산소를 채우기 위해 교감신경계가 활성화 되고 생존근(호흡근, 심장근)을 계속 움직이려는 본능이 작동한다. 그러면 혈압이 올라간다.

입마름, 목건조 코기능이 나쁘면 입으로 숨을 쉰다. 거기에다 수면중에 근육 이완으로 입이 벌어진다. 코골이, 무호흡도 발생한다. 이때 외부공기가 몸속으로 침투하여 입과 목이 마른다. 체온도 내려가고 침분비도 안된다. 당연히 수면의 질, 면역력도 떨어진다.

잇몸병, 입냄새 수면 중에는 구강 면역력을 유지하는 침 분비가 안된다. 그러면 입안이 마르게 되고, 혐기성 세균(산소를 싫어하는 세균)이 입안에 급격히 번식하게 된다. 이 때문에 입냄새, 잇몸병 원인이 된다.

피로, 두통, 주간졸림 저산소 상황에서는 뇌가 수시로 깨게 된다. 때문에 피곤하고, 낮에 졸리는 주간졸음, 두통, 과수면증의 원인이 된다.

다이어트, 복부비만 산소 없이는 단 0.1g의 지방도 분해할 수 없다. 나이들수록 산소 섭취량 및 기초 대사량은 떨어지고 분해되지 못한 지방은 계속 축적되어 복부비만이 된다. 살을 빼려면 적게 먹거나 산소 섭취량을 늘려야 한다.

키성장, 학업 성적에도 악영향 수면 중 입벌어짐, 코막힘, 코골이 등 산소부족은 성장기 어린이와 청소년에게 더 위험하다. 주의력과 집중력 장애로 인한 성적 저하, 얼굴모양 변형, 성격 변화, 면역력 저하, 키성장을 방해하는 것으로 밝혀졌기 때문이다.

숨플러스 산소 섭취량 향상

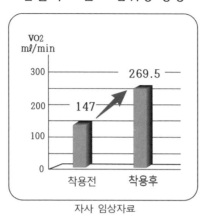

자사 임상자료

숨플러스 착용 24주 후 심혈관 건강 변화

질병이 없는 건강한 37~60세 남/여(n=6), 12주 착용 전/후 변화(M±SD)

Items	착용 전	숨플러스 착용	비 교
심장1회 박출량 SV	64±7	73±3	심장건강 향상
혈관기능 FMD(Δ%)	7±12	11±24	혈관건강 향상
노력성 폐활량 FVC	82.03±41	90.54±35	폐기능 향상
수축기 혈압 SBP (mmHg)	137±35	126±47	혈압건강 향상
이완기 혈압 DBP (mmHg)	92±41	86±57	
좋은 콜레스테롤 HDL-cholesterol(mg/dL)	43±45	47±81	좋은 콜레스테롤 증가
산화질소 Nassal NO(ppb)	235±75	820±45	산화질소 증가

자사임상자료

3) 산소는 생명이다

현재 서울, 수도권, 대도시들은 대기 중의 산소농도는 17-20%를 유지하고 있고, 미세먼지, 오염물질로 가득차 있다. 이 산소농도가 옅어지면 그 순간 숨이 막혀온다. 반대로 산소 농도와 공기가 좋아지면 인체활동은 좋아진다. 각종 질병이 줄어들게 되어 건강한 삶을 살게 된다. 이처럼 산소농도와 공기 하나로 우리의 몸이나 생활은 크게 달라질 수 있다.

숨은 엄마 뱃속에서 나온 순간부터 숨쉬기 시작하여 숨을 거두면서 생을 마친다. 그렇기 때문에 숨 쉬는 시간은 인생과 동일하다. 몸에 좋은 음식과 물보다도 신선한 공기를 들이 마시는 것이 무엇보다 중요하다.

생물학적 관점에서 봤을 때, 인간의 생명에 가장 빠르게 가장 직접적으로 지장을 초래하는 것은 산소이며, 우리 생명에 가장 중요하고, 인체의 기관이 정상적으로 활동하도록 돕는 에너지원은 **"산소"**가 우선이다.

결과적으로, 질병과 생활 및 업무에서 생기는 피로는 올바른 호흡으로 충분히 케어가 가능하며, 나아가 활력 넘치는 생활을 할 수 있으며 병에 걸리지 않고 젊음을 유지할 수 있게 되는 것이다. 세계의 저명한 의학자들은 하나 같이 모든 질병은 '산소 결핍증'으로부터 비롯 된다고 말한다.

 다음은 저명한 의학자들의 주장이다.

• 모든 질병의 원인은 산소 결핍증에 있다.
- 일본 의학박사 야마구치.

• 암이 발생할 때는 항상 산소가 결핍되었다
- 미국 과학자 맘그랜

• 암은 산소결핍증 때문에 발생한다.
 - 독일의 노벨 의학상 수상자, 오토 바르부르크
(Warburg, Otto Heinrich: 1883.10.8.-1970.8.1)

• 암세포는 산소가 부족한 세포에 증식하며 뇌졸중, 심장병, 동맥경화,
  고혈압, 당뇨병 등 모든 성인병은 산소 부족이 최대 원인이다.
 - 오야마우치 하쿠, 일본 전 노동과학연구 소장

• 산소는 노화방지와 치매를 저지하는 효과가 있다.
 - 요시마치 쥰이치 의학박사

• 천식, 피로회복에 산소는 아주 좋은 효과를 준다.
 - 요시후지 타카요시 쓰쿠나미대학 교수

• 만병은 한 가지 원인에서 발생한다. 그것은 바로 산소부족이다.
 - 세계적 병리학자인 노구치 히데요 박사

• 자정능력이 제대로 발휘하려면 충분한 산소가 있어야 한다.
  그렇지 않으면 질병에 걸리고 조기 노화를 겪는다.
 - 미국의 의학저널리스트 멕케비 박사

• 입을 다물고 수명을 연장하라(Shut your mouth and save your life)
 - 미국 의학박사, 화가 조지 캐틀린

4) 산소수치 측정법

체내 산소수치 점수 측정법는 매우 간단하게 개인별 체내 산소수치(Body Oxygen Level Test)를 측정할 수 있다. <u>이 검사법은 최대한 숨을 오래참는 것이 아니라 처음으로 숨을 쉬고 싶을 때까지만 참아야 한다.</u>

• <u>제 1형 당뇨병, 고혈압, 노인, 임산부, 심장질환, 신장질환 환자는 측정하지 마십시오!</u>

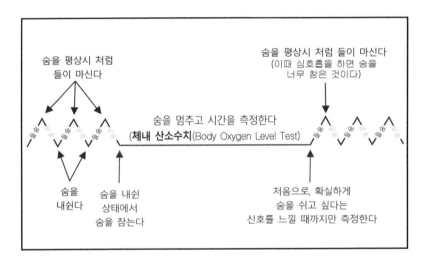

1. 똑바로 앉아서 평소와 같이 코로 숨을 들이 마시고 내쉰다.

2. 손가락으로 코를 잡고, 입을 다물어 숨을 참는다

3. 처음으로, 숨을 쉬고 싶은 욕구가 느껴질때 까지 숨을 참고 시간을 잰다

4. **코를 놓고 숨을 쉰다. 이때 심호흡을 하지 않고 차분하게 쉬어야 한다**
   (심호흡을 한다는 것은 너무 숨을 참은 것이다)

5. **평상시 대로 숨을 쉰다.**

-체내 산소수치 점수 평가기준-

- 산소수치 점수 10초 미만: 심각한 호흡기 장애, 만성적 건강문제

- 산소수치 점수 10~20초: 중대한 호흡기 기능장애(폐질환, 비염, 천식)

- 산소수치 점수 20~40초: 경미한 호흡기 장애, 향후 건강 문제점 발생
  (대부분 사람들이 해당됨)

- 산소수치 점수 40~60초: 숨의 힘, 호흡기 기능과 건강한 신체

산소수치 점수란?

1950년대 우주 경쟁(Space Race)시대에 소련과 미국 과학자들은 우주인들에게 이상적인 호흡을 위해 산소의 효율적인 호흡법을 발견하게 되었다. 100년전에 발견된 보어 효과(Bohr effect)는 기관 세포에 산소가 전달되는 원리를 설명한다.

그러나 대다수 사람들은 세포에 존재하는 이산화탄소의 양이 산소의 양을 결정한다는 사실을 깨닫지 못한다. 여기에서 핵심이 바로 이것이다 "코를 통해 부드럽고 깊은 호흡을 하면 저항 호흡(Resistance breathing)이 가능해져 체내에 충분한 이산화탄소를 보유하고 그에따라 조직세포에 충분한 산소를 공급하여 신체능력을 높일 수 있다"

나이들수록, 호흡기 기능 약화, 스트레스, 입호흡, 코골이 등은 호흡을 빠르고 거칠게 만든다. 이때 이산화탄소와 산소가 부족해져 말 그대로 '**노쇠**' 하게 된다.

산소는 꿀잠, 면역력, 피부관리에 절대적인 영향을 미친다

삶의 질, 불면, 심혈관 건강, 암, 혈압, 치매, 우울, 비염, 천식, 폐질환, 폐암, 심지어 다이어트에도 산소는 경제적이면서 간편하고 강력한 수단이 된다.

-산소수치 기록표-

• 숨플러스를 착용하고, 횡격막 호흡을 실시하면 산소 수치를 향상시킬 수 있다

• 산소수치 향상은 수면호흡장애를 방지하고 수면의 질을 향상시킨다

월 기록표		
측정일	산소수치(초)	측정시각

월 기록표		
측정일	산소수치(초)	측정시각

월 기록표		
측정일	산소수치(초)	측정시각

산소수치 기록표 기입의 예   * 취침전에 측정하십시오

산소수치 기입 ——   —— 측정시각 기입

측정일	산소수치(초)	측정시각
5	22	21:35
6	25	21.33
7	27	21:40
8	25	21:34
9	29	21:28

5) 산화질소(nitric oxide)란?

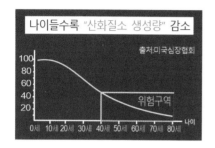

미국 심장학회 자료에 따르면, 나이듦에 따라
산화질소 생성량이 감소한다

20세 100%
40세 50%
80세 10%

1998년에 미국의 생화학자 로버트 프랜시스 퍼치고트와 미국의 약리학자 루이스 이그나로 3명의 과학자들은 산화질소(NO)를 발견한 공로로 함께 노벨 생리의학상을 수상했다. 이들은 산화질소가 심혈관 계통의 정보전달에 중요한 분자라는 것을 발견하였다. 산화질소는 인체의 여러 기관에 중요한 영향을 미친다. 실제로 대다수 질병에서 산화질소 부족 문제가 발견되는데, 이것은 세포손상으로 이어진다.

일예로 수도관이 오래되면 안에 녹이 슬고 이물질이 쌓여 못 쓰게 된다. 사람의 혈관도 마찬가지다. 혈액의 콜레스테롤이나 나쁜 물질이 혈관 내막에 쌓여 혈전 같은 응어리가 생기면 혈액이 제대로 흐르지 못해서 뇌졸중, 동맥경화, 협심증 등 소위 '심뇌혈관계 질환'이 발생할 수 있다.

다행이 사람은 혈관의 청소부 역할을 하는 효자 물질을 체내에서 만들어낼 수 있는데 그게 바로 **'산화질소(NO)'**다. 나이가 들면서 산화질소 생성은 급속히 줄어든다. 산화질소 생성능력이 약해져 심뇌혈관계 질환과 호흡기 질환, 폐질환에 걸리기 쉽다. 당뇨병과 고혈압 환자, 발기부전, 폐질환 환자는

14

산화질소 생성량과 적혈구 변형성이 적다는 다수의 연구결과가 있다.

-암, 우리 몸의 면역세포는 산화질소를 이용해 암세포를 죽인다. 산화질소의 가장 중요한 기능 중 하나가 세포의 이상 증식을 억제해 다양한 암의 발생을 예방해준다. 우리 몸에서 암세포가 자라기 시작하면 대식세포는 있는 힘을 다하여 암세포를 제거하려고 한다. 대식세포가 암세포를 죽일 때 산화질소를 사용해 암세포를 죽인다.

-뇌, 뇌에서는 신경전달물질로 기능해 메시지를 빠르게 전달한다. 또 산화질소는 세로토닌과 도파민처럼 기분을 편안하게 해주는 효과가 있다. 이는 혈관을 이완하고 확장하고 세포의 연쇄 반응을 활성화해 고혈압, 불면증, 공황장애나 우울증에 좋은 효과를 나타낸다.

-비아그라는 산화질소 원리로 만들어졌기 때문에 성기능 장애 치료에 도움을 주고, 탈모 치료제 미녹시딜, 협심증 치료제 니트로글리세린은 산화질소 원리를 이용해 치료제로 개발됐다.

-많은 고혈압 치료제와 호흡기 치료제가 산화질소 원리로 개발되고 있다.

-수면무호흡과 코골이는 수면 중 산화질소 생성을 방해한다. 잠든 동안에는 산화질소가 거의 생성되지 않는다. 아침에 혈액순환 장애로 혈압이 올라가고 돌연사가 발생하는 것도 이 때문이다.

산화질소는 코의 안쪽 비강에서 가장 많이 생성된다. 따라서 코호흡, 횡격막 호흡, 저항호흡이 중요한 이유가 여기에 있다. 코호흡으로 깊은 숨을 쉬면 코 전체적으로 공기 흐름이 좋아져 환기가 향상되므로 더 많은 산화질소가 생성되고 폐에 공급되어 살균작용과 기체교환이 상승한다. 결과적으로 산소공급시스템(심장, 폐, 혈관, 산소)이 향상된다.

만일, 체내에서 산화질소(NO) 생성량을 증가시킬 수 있다면 암, 심혈관계, 비염, 천식, 축농증, 폐렴, COPD, 고혈압, 당뇨, 불면증, 탈모 등 질환 치료가 획기적으로 개선될 것이다.

다행히도 **숨플러스가 이 문제를 해결했다.** 18년이란 긴 세월동안 규제와 시행착오의 역경을 딛고 개발된 성과라는 것이 더욱 놀랍다.

숨플러스가 임상실험을 거쳐 고혈압, 호흡기계, 심뇌혈관계에 인증이 된다면, 질환 치료의 일대 혁명을 일으켜서 전 세계 연간 600조에 달하는 치료제 시장의 판도를 바꿀 수 있지 않을까 기대를 모으고 있다.

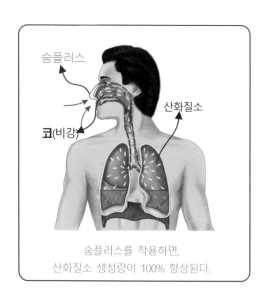

숨플러스를 착용하면,
산화질소 생성량이 100% 향상된다.

비강 산화질소 측정시험

▷ 대상 ◁

대조군은 평균나이25.3(15~65세) 남,녀 10명씩, 비염이나 호흡기 질환이 없는
정상인으로 하였으며, 숨플러스 착용전과 30일 착용 후 각각 3회 측정하여 평
균치를 구했다.

▷ 산화질소(nNO) 측정방법 ◁

No의 농도는 화학 발광 분석기인 Sievers nitric oxide analyzer, NOA 280i(GE a
nalytical instruments, boulder,CO,USA)를 이용하여 The American Thoracic So-
ciety and the European Respiratory Society(ATS/ERS) recommendations
에 따라 측정하였다

	control group(대조군 구룹) (N=20)	Mask group(마스크 착용구룹) (N=20)
Age(years)	25.3(15~65)	25.3(15~65)
Sex(M : F)	10 ; 10	10 ; 10

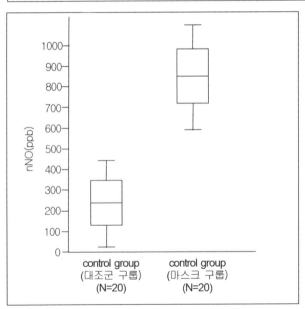

대조군에서 nNO(산화질소) 평균농도는 235±75 ppb로 측정되었다.
마스크 착용구룹에서 nNO 평균농도는 820±45ppb로 측정되었다.

(일)산화질소 효과

(일)산화질소는 호흡기계를 건강하게 유지해주고, 암세포 공격, 심폐기능 향상, 혈관 확장, 혈전 방지하여 혈압, 당뇨, 심장마비, 뇌질환을 예방한다.

- 병원균에 대한 정균 및 세균 독소 방어

- 폐혈관 확장으로 산소 섭취량 향상

- 혈관 청소 및 유지

- 동맥을 이완시켜 정상적인 혈압을 유지

- LDL 콜레스테롤 수치를 낮추며 HDL 콜레스테롤 UP

- 음경으로의 혈류량을 높여 주어 발기를 촉진

- 인슐린 분비를 조절해 주므로 당뇨를 예방한다.

20.000건의 논문에서 밝혀진 산화질소(NO) 효과 중 일부다

참고문헌

-W. Fang, J. Jiang, L. Su, T. Shu, H. Liu, S. Lai, R.A. Ghiladi, J. Wang, The role of NOin COVID-19 and potential therapeutic strategies, Free Radic. Boil. Med. 163(2021) 153-162

-2002 July American Journal of Respiratory and Critical Care Medicine:2002:166:144-145.

-Dr. Eddie Weitzberg of the Karolinska Hospital in Stockholm, Sweden; Reuters Health(2002-07-22):

-Lehninger, A. L., Nelson, D. L., Cox, M. M. Lehninger principles of biochemistry(6th editioin, 2013), W.H. Freeman.

-Ulrich Fo¨rstermann, William C. Sessa (2012) Nitric oxide synthases: regulation and function. European Heart Journal 33, 829-837.

-Klatt, P., et al. (1996) Characterization of heme-deficient neuronal nitric-oxide synthase reveals a role for heme in subunit dimerization and binding of the amino acid substrate and tetrahydrobiopterin, J Biol Chem 271, 7336-7342.

6) 호흡근육(생존근육)을 단련하면 몸이 젊어진다

"너 요즘 무슨 운동해?"

라고 묻는 질문에 운동하기 싫어하는 사람들은 "숨쉬기 운동"이라는 답을 내놓곤 한다. 그런데 최근 미국 연구진이 제대로 된 숨쉬기 운동이 혈압, 혈당혈관, 콜레스테롤을 낮추고 뇌기능도 증진시킬 수 있다는 연구결과를 발표해 주목받고 있다.

미국 애리조나대 의대 연구팀과 콜로라도 볼더대 통합생리학과 연구진은 **매일 5분씩 호흡근육 강화훈련을 통해 심폐 기능을 강화시키면 혈관건강, 기억력, 산화질소(NO) 생성, 폐기능이 향상된다는 연구결과를 발표했다. 또 코골이를 방지하고 숙면을 취하는 것으로 밝혀졌다. 특히, 혈압 강하효과는 하루 30분씩 꾸준히 유산소 운동을 실시했을 때의 효과보다 더 우수**하다고 연구팀은 설명했다.

호흡근육 훈련은 1980년대 호흡근육이 약화되 자가호흡이 어려운 환자들에게 호흡근육을 단련시키기 위한 수단으로 고안된 것이다. 마치 **빨대로 힘껏 빨아들였다가 숨을 천천히 내뱉는** 방식이다.

요가나 명상, 태권도, 단전호흡 등의 핵심은 "숨"이다. 우리가 살아 있는 한, 매 순간 숨을 쉰다. 이는 우리를 앞으로 나아가게 도울 수도 있지만 주저 앉게 만들 수도 있다.

현재 호흡근육 훈련은 암환자, 뇌졸중 환자, 폐질환 환자 등 삶의 질 향상 목적으로 적용되고 있다. 다이어트 효과도 탁월해 뱃살과 살을 빼기 위한 방법으로도 사용된다. 아마추어 및 프로 운동 선수들은 호흡근육훈련을 지속적으로 하고 있으며 실제 경기능력 향상에도 많은 도움을 받고 있다.

호흡근육 단련하면,

고혈압, 코골이, 불면, 폐질환, 폐렴, 천식, 요통 개선!

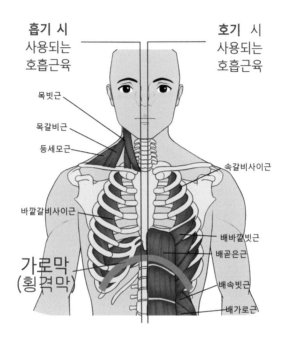

흡기 시
사용되는
호흡근육

호기 시
사용되는
호흡근육

목빗근
목갈비근
등세모근
바깥갈비사이근
가로막
(횡격막)

속갈비사이근
배바깥빗근
배곧은근
배속빗근
배가로근

- 꿀 잠 효과   - 혈압 저하 효과   - 혈당 개선 효과   - 코골이 방지 효과

- 비염, 천식, 폐렴, 폐질환 개선 효과   - 인지기능 향상 효과

- 혈관건강 개선 효과   - 다이어트 효과   - 지구력 향상 효과

- 산화질소(NO) 생성 향상

이는 수천편의 논문으로 밝혀진 호흡근육 단련효과 중 일부다

호흡근육은 호흡을 하는데 사용하는 모든 근육을 말한다. 호흡근육을 단련하면 산소를 효율적으로 장기에 공급할 수 있는 신체가 되므로 혈압, 호흡기 질환, 치매, 폐질환, 척추통증 등을 예방하거나 치유하는데 도움이 된다는 것이 최근 연구로 밝혀지고 있다.

- 숨차는 증상, 천식, 폐렴, COPD 치료 및 예방 효과 -

나이가 들면서 몸 전체 근육이 감소하면서 호흡근도 줄어든다.

나이가 들면서 몸 전체 근육이 감소하면서 호흡근도 줄어든다. 건강한 노인이라도 젊은 성인과 비교하면 횡경막 근력이 약 30% 적다. 호흡근이 약하면 조금만 걸어도 숨가쁨 증상이 나타나고, 체내 산소공급 효율이 약해져 많은 질병의 원인이 될 수 있다.

호흡근육을 단련하면,
우리 몸에 세균, 바이러스 침입시 산화질소(NO)를
내 품어 폐건강을 지킨다

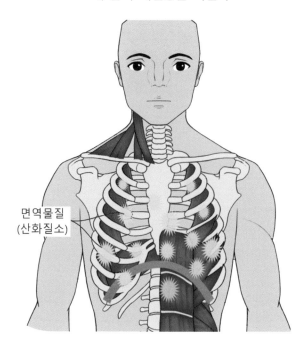

면역물질
(산화질소)

6단계 수분필터 호흡근육 단련법

- 개인의 호흡능력에 따라,
  필터 2개 ~ 7개를 이용하여 호흡근육을 단련할 수 있다

- 필터를 2 ~ 7 개 까지 중복 사용하여, 들숨(PEP) / 날숨(IMT)
  압력을 1 ~ 7 cmH2O 까지 조절하여 호흡근육를 단련한다.
  (필터 압력조절단위 : 1 cmH2O)

6단계 수분필터 호흡강도 조절

2F	3F	4F	5F	6F	7F
2 cmH2O	3 cmH2O	4 cmH2O	5 cmH2O	6 cmH2O	7 cmH2O

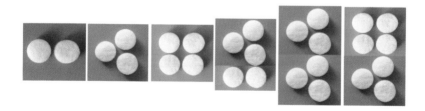

참고문헌

-Craighead DH, Heinbockel TC, Freeberg KA, Rossman MJ, Jackman RA, Jank owski LR, Hamilton MN, Ziemba BP, Reisz JA, D'Alessandro A, et al. Time-effic ient inspiratory muscle strength training lowers blood pressure and improves end othelial function, nitric oxide bioavailability and oxidative stress in midlife/older ad ults with above-normal blood pressure. J Am Heart Assoc. 2021; 10:e020980.

-Joseph P, Leong D, McKee M, Anand SS, Schwalm J-D, Teo K, Mente A, Yu suf S. Reducing the global burden of cardiovascular disease, part 1: the epide miology and risk factors. Circ Res. 2017; 121:677-694.

-Virani SS, Alonso A, Benjamin EJ, Bittencourt MS, Callaway CW, Carson AP, Chamberlain AM, Chang AR, Cheng S, Delling FN, et al. Heart disease and str oke statistics-2020 update: a report from the American Heart Association. Circul ation. 2020; 141:e139-e596.

-Huang Y, Wang S, Cai X, Mai W, Hu Y, Tang H, Xu D. Prehypertension and in cidence of cardiovascular disease: a meta-analysis. BMC Med. 2013; 11:177.

-Chen YF, Huang XY, Chien CH, Cheng JF. The effectiveness of diaphragmatic breathing relaxation training for reducing anxiety. Perspect Psychiatr Care. 2017; 53:329-336.

-Anderson BE, Bliven KCH. The use of breathing exercises in the treatment of c hronic, nonspecific low back pain. J Sport Rehabil. 2017; 26:452-458.

-Wilson T, Baker SE, Freeman MR, Garbrecht MR, Ragsdale FR, Wilson DA, M alone C. Relaxation breathing improves human glycemic response. J Altern Com plement Med. 2013; 19:633-636.

-Zou Y, Zhao X, Hou YY, Liu T, Wu Q, Huang YH, Wang XH. Meta-analysis of effects of voluntary slow breathing exercises for control of heart rate and blood pressure in patients with cardiovascular diseases. Am J Cardiol. 2017; 120:148-153.

-Beaumont M, Forget P, Couturaud F, Reychler G. Effects of inspiratory muscle training in COPD patients: a systematic review and meta-analysis. Clin Respir J. 2018; 12:2178-2188.

-Hsu B, Emperumal CP, Grbach VX, Padilla M, Enciso R. Effects of respiratory muscle therapy on obstructive sleep apnea: a systematic review and meta-analy sis. J Clin Sleep Med. 2020; 16:785-801.

7) 복식호흡(횡격막 호흡)은 만병통치약이다

아기가 세상에 태어나면 자연적으로 복부와 횡격막을 이용한 복식호흡을 한다. 깊고 편안한 숨이다. 그러나 성장하면서 가슴으로 숨 쉬는 흉식호흡을 한다. 아기 때의 자연스런 숨을 나이 들면서 잃어버리는 것이다.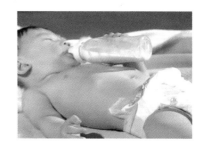

사람들은 1분에 15회 이상 숨쉬는 빠르고 짧은 호흡이 질병과 밀접한 관계가 있다는 사실을 알지 못하지만, 짧은 호흡은 체내의 이산화탄소를 감소시키고 혈관과 근육을 수축시켜 두통, 어지러움, 목과 어깨의 통증, 호흡근육 조기 노화, 폐기능 저하, 협심증 같은 질병이 발생되기도 한다.

복식호흡은 1분당 6 ~ 8회가 적당하다. 그리고 들이마시는 숨보다 내쉬는 숨이 긴 것이 좋다. 가장 좋은 것은 숨을 내쉰 다음 잠깐 동안 멈춘 다음 다시 들이마시는 것이다.

흉식호흡은 횡격막을 사용하지 않는다. 그러나 복식호흡은 횡격막을 크게 사용한다. 횡격막을 얼마나 사용하는지가 중요하다. 횡격막은 숨 쉬는데 사용되는 중요한 근육이고, 척추근육, 복부근육, 골반근육과 협력하여 몸을 지탱하는 역할을 한다.

횡격막 호흡은 가슴과 상복부, 하복부가 모두 볼록하게 팽창하는 호흡법이다. 이런 횡격막 호흡을 하면, 가슴 호흡근육, 복부근육, 심지어 골반근육의 힘을 단련할 수 있다.

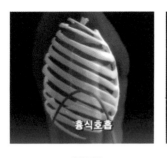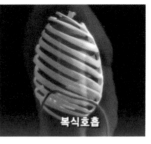

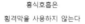

흉식호흡은
횡격막을 사용하지 않는다

복식호흡은
횡격막을 크게 사용한다

횡격막은 흉부 내부에 있는 얇은 근육이다. 횡격막 기준으로 우리 몸은 위로 흉강, 아래로는 복강으로 나뉜다. 흉강에는 폐와 심장이 위치한다. 정상적인 폐의 압력은 760mmHg로, 이는 대기의 압력과 동일하다. 그런데 횡격막을 이용해 숨을 들이쉬면 횡격막이 아래로 내려가 폐의 압력이 대기의 압력보다 낮은 상태가 되고, 기압이 높은 외부에서 기압이 낮은 폐안으로 많은 공기가 유입된다. 반대로 폐가 원위치로 수축하면 압력이 높아지면서 공기가 배출된다.

폐는 아래 부분이 더 넓고, 혈관이 몰려있다. 이런 구조로 인해 산화질소가 대량 생산된다. 산화질소는 혈관과 혈액을 건강하게 하고 기체교환을 촉진시키므로 산소섭취가 향상된다. 이런 이유로 복식호흡(횡격막 호흡)을 하면 혈압과 혈당, 콜레스테롤이 낮아진다.

복강 내부에는 위장, 간, 신장 등이 있는데, 이 기관들은 부드러워서 압력을 받으면 위치를 바꾸거나 모양이 변하기도 한다. 복식호흡을 하면 복부가 팽창하는 이유가 바로 내부 장기들이 횡격막의 압력에 의해 아래로 이동하기 때문이다. 이렇게 횡격막이 위, 아래로 이동하면서 복강 내부의 장기들을 마사지 해주므로 소화기능이 좋아지고 장 건강에도 좋다. 또 복부 근육을 지속적으로 사용하게 되어 뱃살 빼는데도 많은 도움이 된다.

또 복부의 압력이 높아지면 그 만큼 척추가 안정적이고 단단해진다. 그러면 허리와 목의 통증을 줄일 수 있으며, 통증의 재발을 막는 효과까지 생긴다.

또 횡격막에 붙어있는 여러 신경들이 있는데, 그 중 부교감신경을 활성화시키는 미주신경에 영향을 주어 **마음이 편해지고 안정된다.** 스트레스 받을 때 심호흡을 하면 마음이 안정되는 것도 이 때문이다.

참고문헌

-Chen YF, Huang XY, Chien CH, Cheng JF. The effectiveness of diaphragmatic breathing relaxation training for reducing anxiety. Perspect Psychiatr Care. 2017; 53: 329-336.

-American Academy of Child Adolescent Psychiatry. Stress management and teens. (2019).

-Effect of thoracic mobilization on respiratory parameters in chronic non-specific low back pain: A randomized controlled trial. 2016 Feb 19;29(3):587-95.

-K. S. Hyun, J. S. Wong, W. O. Kim, S. S. Han, & J. A. Lee, "The Effects of Danjeon Breathing Exercise on Vital Capacity, Physical Fitness, Anxiety and Depression among Older Adults", Korean Academy of Community Health Nursing, Vol.20, No.4, pp.474-482, 2009.

-C. W. Lee, J. S. Kim, & J. S. Kim, "A Study of Changes in ACTH, Cortisol and blood pressure levels in Kooksundo", The Journal of Sports Science, Vol.- No.15, pp.438-449, 2001.

-S. W. Yoo, "The Effects of the Kouksundo Meditation Camp programs on one's self-esteem of Youth", Unpublished master's thesis, Hannam University, Daejeon, 2009

-H. C. Han, "Life-Nurturing Respiration in Oriental Medicine and Daoism -A Focus on Daoism Respiration, 『Hwangjenaegyeong』, 『Donguibogam』 -", Unpublished doctoral's thesis, Kyunghee University, Seoul, 2011.

복식호흡 (횡격막 호흡) 하는 법

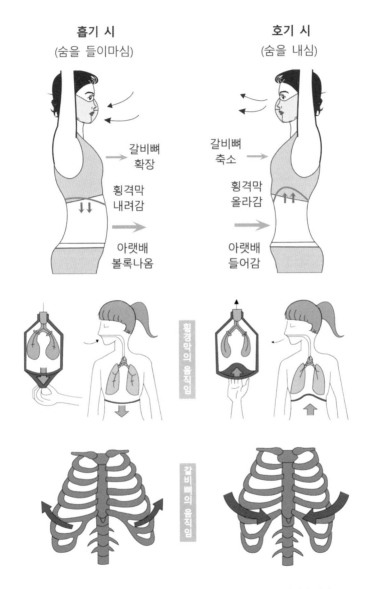

흡기 시
(숨을 들이마심)

호기 시
(숨을 내심)

갈비뼈
확장

갈비뼈
축소

횡격막
내려감

횡격막
올라감

아랫배
볼록나옴

아랫배
들어감

횡경막의 움직임

갈비뼈의 움직임

숨을 들이마시고 내쉴 때 횡격막과 폐, 갈비뼈가 움직이는 원리와 과정

8) 숨을 깊이 쉬어라

호흡수와 심장 박동수 비교

	호흡수(분당)	1회 호흡시간	심장박동수(분당)	수 명(년)
쥐	150~200	0.2~0.4초	400~600	2~3
코끼리	12~18	4~5초	60~90	60~70
거북이	1~3	20~30초	10~20	100~200
사 람	12~20	4~5초	60~100	60~80

(동물들은 호흡수가 적을수록 장수한다)

호흡수와 심장의 기본 박동수는 동물의 크기와 종류에 따라 달라진다. 위 표에 나타난 바와 같이, 호흡수가 많으면 심장 박동이 빨라진다. 심장박동 이 빠를수록 수명이 짧은 것으로 알려져 있다. 사람의 경우도 동일하다. 스트레스를 많이 받는 사람은 암발생률이 높고 평균수명이 짧은 것으로 알려져 있다. 한편 심장에는 암이 발생되지 않는다고 한다. 계속해서 움직이고, 질 좋은 산소가 공급되며 **미토콘드리아 에너지 생산 효율**이 좋은 것으로 추측하고 있다.

한편 숨을 크게 들이마신 다음 힘껏 숨을 내뱉었을 때 배출된 공기량의 최대치를 **"폐활량"**이라 한다. 그리고 평소 숨 쉴 때 전부 내뱉지 못하고 폐에 남아 있는 공기의 양을 **"기능적 잔기량"**이라 한다. 기능적 잔기량이 많다는 것은 평소 호흡할 때 폐안에 남아있는 공기가 많다는 것이다. 그리고 호흡근이나 폐가 나빠져서 **"숨의 힘"**이 약해지면 기능적 잔기량이 증가한다. 이렇게 기능적 잔기량이 증가하면 폐에 공기를 들이마시고 내쉬는 여유가 없어서 숨이 빨라지고, 숨쉬기가 답답해진다.

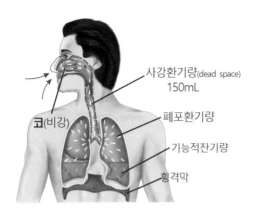

사강환기량(dead space)
150mL

코(비강)

폐포환기량

기능적잔기량

횡격막

사람은 1회 호흡량은 약 500ml이다. 숨을 쉴 때 들이마신 공기가 모두 폐에 전달되면 좋겠지만, 그 중 150ml는 아무 기능도 수행하지 못하고 그대로 다시 배출된다. 이렇게 호흡에 사용되지 않는 분당 환기량을 사강 환기량(dead space ventilation)이라고 한다. 그림에서, 사강 환기량이 차지하고 있는 부위, 즉 코를 거쳐 인두, 기관, 기관지 등의 공간을 통틀어 해부학적 사강(anatomic dead space)이라고 한다.

사강을 거쳐 폐포에 도달하여 폐호흡이 이루어지는 공기의 용적은 폐포 환기량(alveolar ventilation)이라고 한다. 폐포 환기량은 호흡의 횟수, 깊이, 해부학적 사강에 영향을 받는데, 분당 환기량이 6000㎖로 일정하게 유지되더라도 분당 호흡수가 증가하게 되면, 사강 환기량, 기능적 잔기량이 증가하게 되고, 폐포 환기량은 감소하게 된다.

숨플러스를 착용하면 호흡수, 사강 환기량, 기능적 잔기량이 줄어들고 폐활량이 향상된다. 또 분당 폐포 환기량과 산소 섭취량이 증가한다.

분당환기량 : 1분간 호흡계로 드나드는 공기 총량. 성인 평균 1회 환기량(500mL) x 1분간 호흡수 안정시 1분간 평균 12번 / 분 숨을 쉰다면

분당환기량 : 500mL x 12(호흡)/분 = 6000mL/min

폐포환기량 : 1분간 폐포에 도달하는 공기량

(분당환기량–사강환기량) x 12회/분=**4200**mL/min

숨플러스 착용 후 폐포환기량 변화

호흡수	분당 환기량mL (1회 환기량 x 호흡수)	분당 사강환기량mL (1회 사강환기량 x 호흡수)	분당 폐포환기량 (분당환기량-사강환기량)
일반호흡 12회	6000 (500 x 12)	1800 (150 x 12)	4200
숨플러스 6회	6000 (1000 x 6)	900 (150 x 6)	5100

상기 표에서 알 수 있듯이, 정상 성인이 안정시 1분 12회 숨을 쉰다면, 분당 환기량이 6000mL이지만, 폐포에 도달하지 못하는 공기량이 1800mL 이므로 폐포환기량은 4200mL이다. 나이들수록 폐포환기량은 점점 감소한다. 노화, 폐질환, 기관지염, 천식 등이 무서운 이유가 폐포환기량을 더욱 감소시키기 때문이다.

숨플러스는 심폐능력 향상, 저항호흡(복식호흡)으로 5100mL 폐포 환기가 이루어진다.

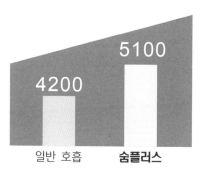

9) 숨은 코로 쉬어라!

코는 냄새를 맡기도 하고, 숨을 쉬는 중요한 일을 담당한다. 숨은 입으로 쉬는 것이 아니라 코로 쉬어야만 한다. 세계보건기구(WHO)는 "우리가 숨 쉬는 공기는 암을 유발하는 물질로 오염됐다며 대기 오염은 암을 유발해 사망케 하는 가장 큰 환경 요인"이라고 말했다. 공기 중에는 산소와 각종 미세먼지, 세균, 바이러스, 다른 기체들이 섞여 있다. 코로 숨을 쉬면 공기 중 먼지와 세균, 바이러스 같은 유해물질을 걸러주지만, 입으로 숨을 쉬면 이 유해 물질들이 그대로 몸속으로 들어간다.

또 입으로 숨을 쉬면, 공기의 온도와 습도 조절이 안 되기 때문에 감기, 비염, 천식, 알레르기 질환, 구강질환(충치, 풍치, 입 냄새, 잇몸병), 각종 폐질환, 심장마비, 각종 암 등의 원인이 되고, 때로는 죽게 된다.

이러한 치명적인 위험에서 당신을 지켜주는 것이 바로 코로 숨을 쉬는 것이다. 콧구멍 안에는 섬모라는 눈에 보이지 않는 가는 털이 있다. 또한 끈적한 점막이 형성돼 있다. 공기 중의 미세먼지, 바이러스 등은 콧구멍 안에서 걸러지게 된다.

이러한 이유로, 이물질이 들어오면 재치기를 하게 되고, 누런 콧물이 나오기도 하는 것이다. 이런 누런 콧물이 건조하면 코딱지가 된다. 공기가 차갑거나 건조하면 폐에서는 산소가 제대로 걸러지지 않는다.

콧구멍 안쪽에는 부비강이라는 통로가 존재하는데, 이곳에서 공기를 체온과 같은 온도와 습도로 만든다. 또 산화질소(Nitric Oxide)가 대량으로 만들어진다. 공기와 산화질소(NO)가 혼합된 상태로 폐에 들어가고, 동맥혈 산소 분압을 높이고 혈관을 확장시켜 산소가 폐로 쉽게 이동하도록 한다.

이런 이유로 "코로 숨을 쉬면 입으로 숨을 쉴 때보다 20% 이상 산소공급이 증가"하게 된다. 이처럼 코로 숨을 쉬면, 먼지나 바이러스 등이 몸으로 침투를 못하게 되고, 적절하게 데워지고 촉촉한 공기와 산화질소(NO)가 폐로 들어가게 되고, 폐는 충분한 산소를 걸러낼 수 있게 되는 것이다. 입은 음식을 섭취할 때, 말을 할 때를 제외하고 항시 다물어져 있어야 한다.

특히 잠자는 동안에 입이 다물어져 있어야 산소공급이 원활해져 꿀잠을 자고 "숨의 힘"이 향상된다. 피로가 회복되고 신진대사가 원활히 이루어져 병마와 싸워 이길 수 있는 몸으로 교정되는 것이다.

나이에 따른 산화질소 생성량(nNO)

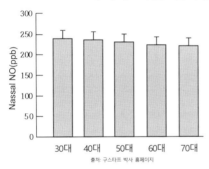

출처: 구스타프 박사 홈페이지

코에서의 산화질소(NO) 생성은 1991년 구스타프 박사에 의해 처음 입증되었다. 코에서의 NO는 나이와 상관없이 일정하게 생성된다는 사실을 알 수 있다.

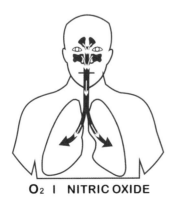

O₂ I NITRIC OXIDE

코는 산화질소(Nitric oxide NO) 저장소라는 사실을 알려준다. NO는 코에서 생성되어 **흡기시** 하기도를 따라 '**폐**'에 진입한다. 연속적으로 심장과 전신으로 퍼져나간다.

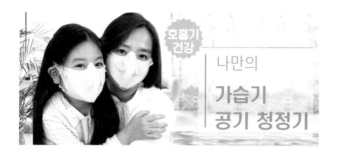

참고문헌

-The role of NO in COVID-19 and potential therapeutic strategies Free Radic. Boil. Med., 163 (2021), pp. 153-162

-Nasal nitric oxide in man Thorax 1999;54:947-952

-Gustafsson L, Leone A, Person M, Wicklund N, Moncada S. Endogenous nitric oxide is present in the exhaled air of rabbits, guinea pigs and humans. Biochem Biophys Res Commun 1991;181:852-7

-European Annals of Otorhinolaryngology, Head and Neck diseases 133 (2016) 263-268

-Alving K, Weitzberg E, Lundberg J. Increased amount of nitric oxide in exhaled air of asthmatics. Eur Respir J 1993;6:1368-70.

-Dubois A, Douglas J, Stitt J, et al. Production and absorption of nitric oxide in the nose. J Appl Physiol 1998; 84:1217-24.

-Lundberg JON, Weitzberg E, Lundberg JM, et al. Nitric oxide in exhaled air. Eu r Respir J 1996;9:2671-80.

-Leone AM, Gustavsson LE, Francis PL, et al. Nitric oxide is present in exhaled breath in humans: direct GC-MSconfirmation. Biochem Biophys Res Commun 1 994;201:883-7.

-Lewandowski K, Busch T, Lohbrunner H, et al. Low nitricoxide concentrations in exhaled gas and nasal airways of mammals without paranasal sinuses. J Appl Physiol 1998;85:405-10.

10) 만병은 벌어진 입에서 시작된다

숨플러스를 착용하고 잠을 자라!

"모든 병은 벌어진 입에서 시작된다."는 말에서 알 수 있다. 입을 벌리고 자면 당신의 생명은 단축된다는 것을 반드시 명심해야 한다.

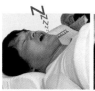

입을 벌리고 자는 동안 내내 당신은 산소공급이 불규칙적 상태이므로 산소결핍증에 빠지게 된다. 그리고 당신의 입속은 급격히 오염된다. 이러한 산소결핍상태와 구강오염이 지속되면 당신은 **"숨의 힘"**이 저하되고 결국엔 병들게 되는 것이다.

60세 이상 사망원인 1위는 당연히 폐질환이다. 폐렴은 2013년 사망원인 10위에서 2018년에는 3위로 올라왔다. 젊어서는 사고, 암, 뇌출혈, 심장마비 등으로 죽지만, 60이 넘으면 누구에게나 찾아오는 것이 감기, 폐렴, 폐암, COPD 같은 폐질환으로 죽는다.

잠자는 동안에 산소 결핍증은 활성산소를 대량으로 만들어 당신 조직에 해를 입히고, 공기 중의 발암물질이 당신의 입을 건조시키는 동시에 오염 시킨다. 그리고 폐 깊숙이 침투하여 온몸으로 퍼져나가 폐와 심장, 뇌, 간, 장에 악영향을 미치는 것이다.

암, 고혈압, 당뇨, 뇌질환, 심장질환, 감기, 천식, 비염 등 대략 140여 가지의 질병은 벌어진 입 때문에 생긴다는 것을 알아야 한다. 이러한 위험에서 당신을 지켜주는 것이 바로 "숨플러스를 착용하고, 맑은공기, 코호흡, 규칙적으로 숨을 쉬면서 잠자는 것이다" 자신 있게 권한다!

산소는 생명이다

몸이 젊어지는 기술 "숨플러스"

1) 암 예방 및 치료의 비밀

1970년대 국내 암 발생률이 10%대 머무르던 것이 2023년 통계에 따르면 40%까지 늘어났다. 10명중 4명은 평생 1번 이상 암에 걸린다는 뜻이다. 특히 폐암이 매우 증가하고 있다. 폐암 사망자 수는 전체 암 사망율 압도적 1위다. 폐암의 30%는 비흡연자이다. 왜 암은 노화가 진행될수록 많이 발생될까? 원인은 무엇일까? 지난 100년 동안 암 예방과 진단, 치료와 관련해 많은 진전이 이뤄진 것을 고려할 때 설명이 잘 안 되는 부분이다.

2019년 노벨생리의학상은 "생명의 필수 요소인 **산소량이 인체에 미치는 영향**"을 밝혀낸 3명의 과학자들에게 수여됐다. 우리가 숨쉬고, 먹고, 일하고, 잠자고, 신경, 면역 등 생명활동 뿐만아니라 질병도 **세포에 전달되는 산소량**과 관련돼 있다. **암도 동일하다.**

대표적인 발암 원인인 노화. 비만, 오염공기, 음주, 운동부족, 호흡기 질환, 흡연, 수면무호흡 및 저호흡, 고칼로리 식단, 불면, 스트레스 등은 세포에 전달되는 **"산소량"**을 감소시킨다.

우리 몸은 세포로 구성되어 있다. 세포들은 2가지의 에너지 공장을 가지고 있다. **해당과정**과 **미토콘드리아**다. 인간은 이 에너지 공장들을 잘 구분하여 사용하면서 진화해왔다. 이 세포 에너지 공장들이 바로 암 예방 및 치료의 열쇠를 쥐고 있다는 사실이 최근 많은 연구에서 밝혀지고 있다.

해당과정 (glycolysis, 무산소 대사)은 포도당을 이용해 산소의 도움 없이 에너지를 만드는 과정이다. 해당과정은 거의 모든 생명체에서 산소의 유무와 관계없이 일어나며 생명체가 생기기 전부터 있던 생명의 가장 원초적인 에너지 시스템이다. **해당과정은 세포 분열, 전이와 관련이 있고 순발력을 요할 때 사용되는 에너지 공장이다.**

암세포는 산소가 존재함에도 해당과정(무산소 대사)으로 에너지 생산, 분열을 한다. 때문에 엄청난 포도당을 사용한다. 그 과정에서 젖산이 발생되고 암세포 주위가 산성화로 바뀌어 암의 전이가 촉진된다. 암 검사법 PET(양성자 단층 촬영)는 포도당을 사용하는 암의 특징을 이용한 검사법이다.

미토콘드리아(mitochondria, 유산소 대사)는 지구상에 산소가 풍부해진 이후 이를 이용하여 에너지를 만들기 위해 진화했다. 즉, **미토콘드리아는 산소를 이용해 에너지를 만들기 위한 공장인 것이다.** 따라서 호흡이 활발한 세포(뇌세포, 호흡근, 심근, 골격근)는 많은 미토콘드리아를 포함하고 있다. 여성의 난자에는 약 10만개가 들어있고, 남성의 정자에는 100개 미만 정

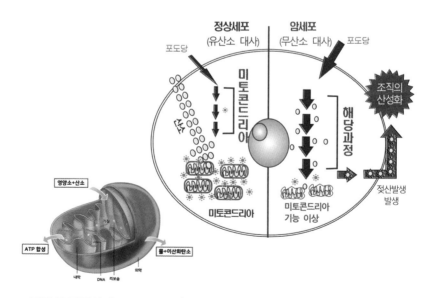

미토콘드리아 (mitochondria)

도가 있다. 암세포(그림에서 처럼)에는 **미토콘드리아 기능 이상**으로 변형된 소량만 존재한다. 미토콘드리아는 온도와도 관련있다. 수가 많은 난자는 따뜻하게 해야하고 분열의 상징인 정자는 아랫도리를 시원하게 해야한다. 암세포는 저체온에서 분열이 완성해진다.

미토콘드리아의 가장 중요한 기능은 포도당을 산소를 이용해 에너지를 만드는 역할이다. 그래서 미토콘드리아는 산소를 좋아한다. 미토콘드리아는 다량의 에너지를 만들어낸다. 고효율이다. 반대로 암세포는 미토콘드리아 기능 이상으로 해당과정을 통해 에너지를 만들기에 산소를 싫어한다.

미토콘드리아는 기능이 상실된 세포를 죽이는 역할을 한다. 이를 아포토시스(세포자살)라고 한다. 이는 이미 기능이 상실된 세포가 암세포나 돌연변이 세포로 변이되는 것을 막는 역할이다.

미토콘드리아는 세포 분화, 전이를 막는 역할도 한다. 이는 암세포가 분열, 전이 등 암 진행과정을 제어할 수 있다.

우리 몸은 이 두 개의 공장을 적절하게 활용하며 균형을 이룰 때 건강한 상태를 유지한다. 문제는 이 에너지 시스템의 균형이 무너졌을 때다.

스트레스를 받거나 긴장, 우울하면 우리 몸은 해당과정이 가동된다. 바쁘게 움직일 때, 시간이 촉박할 때 사용하는 에너지를 만들어내는 것도 해당과정의 몫이다. 순간적으로 화가 폭발한 때도 마찬가지이다. 욱해서 화를 낼 때 사람은 숨이 멈춘다. 100m 전력 달리기 할 때도 숨이 멈춰진다. 해당과정으로의 전환이다.

오염공기, 비만, 흡연, 스트레스, 음주, 시간에 쫓기는 삶을 사는 현대인들은 해당과정을 주로 사용하는 삶을 살고 있다. 산소를 싫어하고 에너지 효율이 떨어지는 해당과정을 혹사하다보면 **몸은 저산소 상태가 지속된다.** 그리고

저산소 상태에 적응한다. 이 상황이 지속되면 **산소를 좋아하는 미토콘드리아는 자연히 기능이 억제 당하게 되고 수가 줄어든다.** 돌연 변이 세포자살을 유도하고, 세포 분열을 막아야 할 미토콘드리아가 제 역할을 못하면서 에너지 대사과정에 이상이 발생된다. 이렇게 되면 해당과정 중심의 삶에 몸이 적응하기 위해 세포의 이상분열이 일어나면서 암이 진행된다.

이러한 이론은 오토 바르부르크(Otto Heinrich Warburg, 1883~1970)의 연구를 통해서 최초 밝혀졌다. 그는 대사이론으로 1931년 노벨의학생리학을 수상했다. 바르부르크 박사는 무산소 시스템인 해당과정 작용을 '발효'라고 표현했다. '암세포가 산소가 존재함에도 산소를 사용하지 않는 에너지 대사를 한다'고 한 **"바르부르크 효과"**를 기반으로 4세대 함암 치료제가 개발되고 있다.

이런 암 발생 구조를 이해한다면 암을 예방하고 분열, 전이를 억제하는 방법은 간단하다. "해당과정 우위의 몸 상태에서 탈피하여 미토콘드리아가 좋아하는 산소환경으로 바꿔줘야 한다.

암 뿐만아니라 당뇨, 치매, 심/뇌혈관질환, 고혈압 등 만성질환을 예방하거나 치료를 위해서도 마찬가지다. 산소가 충분히 공급될 때 미토콘드리아는 생생하게 활동하면서 세포가 건강해지고 면역력이 강력해질 수 있다.

이를 위해 항시 맑고 깨끗한 공기와 산소를 섭취해야 하며, 미토콘드리아에 공급해 주어야한다. 더 나아가 미토콘드리아 수를 늘려야 한다. 반드시 그래야 한다. 생명을 다할때까지...! 그 비법을 소개한다.

1, 수면의 질을 향상시켜야 한다.

  -숨플러스는 발암의 원인이 되는 수면무호흡 및 구강호흡, 불면장애, 침

구먼지 등을 방지하고, 수면의 질을 향상시킨다. 질 좋은 수면은 면역력을 강력하게 만든다.

2, 산소를 받아들이는 호흡기 건강을 향상시켜야 한다.

　-호흡기 건강에는 숨플러스가 지구상에서 최강이다. 숨플러스는 1급 발암물질인 미세먼지를 차단하여 몸을 보호하는 것은 기본이고, 호흡기가 좋아하는 습도, 온도, 맑은공기 3박자로 호흡기 건강을 확실히 향상시킨다. 또 심폐기능을 개선시킨다.

3, 세포산소전달(미토콘드리아 호흡) 능력을 향상시켜야 한다.

　-평소 숨플러스를 착용하고 유산소 운동을 꾸준히 해야한다. 숨플러스를 착용하고 운동을 하면 심폐기능이 향상된다. 그리고 세포(미토콘드리아)에 전달되는 산소량이 많아진다.

4, 미토콘드리아 기능과 수를 향상시켜야 한다.

　-미토콘드리아는 뇌세포, 호흡근, 심근, 골격근 순으로 많이 포함되어 있다. 때문에 목표를 세우고, 새로운 것을 배워야하여, 긍정적인 마음가짐이 중요하다. 명상, 복식호흡(횡격막 호흡)도 자주해야 한다.

호흡근은 심근 및 골격근과 상호 연동되어 있다. 숨플러스를 착용하면 호흡근, 심근, 골격근의 미토콘드리아 기능과 수가 향상된다.

상품 후기

폐암 말기 진단을 받고 입원 치료와 퇴원을 반복하고, 온종일 계속 쉴 새없이 기침하다 보니 본인과 가족들도 아주 고통스러워서 큰 딸인 제가 숨플러스를 구매해서 착용하셨어요. 어머니가 일주일쯤 지나고 서 기침이 평소의 반으로 줄고 숨쉬기가 많이 편해졌다고 하시면서 호흡 연습을 열심히 하셨어요. 3개월쯤에는 심한 기침이 거의 없어 지고 어쩌다가 잔 기침만 하게 될정도로 호전되었고요. 병원에서는 손 을 못쓰는 말기라서 길어봐야 3개월정도 남았다고 했는데 2년째 살 아계셔요. 어머니에게 큰 힘이 되어 주고 있는 숨플러스에 감사드려요~

참고문헌

-미토콘드리아 기능 이상과 암. Journal of Life Science. 2019

-Alberts B et al. Molecular Biology of the Cells. 6th edition. Garland Science 2015 . p 1098-1099.

-Bargiela D, Burr SP, Chinnery PF. Mitochondria and Hypoxia: Metabolic Crosstalk in Cell-Fate Decisions. Trends Endocrinol Metab S1043-2760(18)30022-5, 2018

-DiMauro S. Mitochondrial diseases. Biochim Biophys Acta 23;1658(1-2):80-8, 2004

-Devine, M. J. and Kittler, J. T. 2018. Mitochondria at the neuronal presynapse in health and disease. Nat. Rev. Neurosci. 19, 63-80

-Son, G. and Han, J. 2018. Roles of mitochondria in neuronal development. BM B. Rep. 51, 549-556.

-Dan Dunn, J., Alvarez, L. A., Zhang, X. and Soldati, T. 2015.

-Reactive oxygen species and mitochondria: A nexus of cellular homeostasis. R edox. Biol. 6, 472-485.

-Diebold, L. and Chandel, N. S. 2016. Mitochondrial ROS regulation of proliferatin g cells. Free. Radic. Biol. Med. 100, 86

-Green, D. R. and Reed, J. C. 1998. Mitochondria and apoptosis. Science 281, 1309-1312.

-Lopez, J. and Tait, S. W. 2015. Mitochondrial apoptosis: killing cancer using the enemy within. Br. J. Cancer 112, 957- 962.

-Wallace, D. C. 2012. Mitochondria and cancer. Nat. Rev. Cancer 12, 685-698.

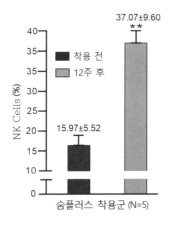

NK 세포 수 개선

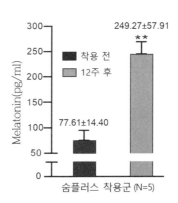

멜라토닌 농도 개선

NK 세포 변화 / NK Cells (%)

Item	구 룹	12주 전	12주 후
NK Cells (%)	숨플러스 착용군	15.97±5.52	37.07±9.60
	미 착용군	18.54±7.04	22.74±6.78

멜라토닌 농도 변화 / Melatonin(pg/ml)

Item	구 룹	12주 전	12주 후
Melatonin(pg/ml)	숨플러스 착용군	77.61±14.40	249.27±57.91
	미 착용군	86.87±46.42	111.32±69.64

본 연구는 50대(50-59세) 여성을 대상으로 12주간의 **숨플러스 착용이 NK세포 수와
혈중 멜라토닌 농도 변화에 어떠한 영향을 미치는지를 규명**하고자 하는데 있다.
본 연구를 위하여 **숨플러스 착용(숨플러스 착용 후 수면 및 운동)**과 미착용 운동으로 10명의 50대 여성들이 참여하였으며 숨플러스 착용군(n=5)과 미착용군(n=5)으로 구분하여 주 5회, 30분씩 12주 동안 걷기운동을 실시하였다. 모든 대상자들은 NK세포 수와 혈중 멜라토닌 농도 측정을 위해 운동 12주 전과 후 2회 채혈하였으며, 자료처리는 평균과 표준편차를 구한 후 다음과 같은 결과를 얻었다.

첫째, 12주간 착용 후 **산소 섭취량 및 심폐기능 향상 조건의 숨플러스 착용군은 안정시 NK세포 수가 유의하게 활성화 되었다.** 반면 평지 걷기운동 집단은 안정시 NK세포 수 변화가 있었지만 미미했다.

둘째, 12주간 착용 후 **산소 섭취량 및 심폐기능 향상 조건의 숨플러스 착용군은 혈중 멜라토닌 농도가 유의하게 활성화 되었다.** 반면 걷기운동 집단은 운동 후 혈중 멜라토닌 농도 변화가 거의 없었다.

본 연구는 **산소 섭취량 및 심폐기능 향상 조건의 숨플러스 착용이 NK세포 수와 혈중 멜라토닌 농도를 의미있게 개선시킨다.** 따라서 숨플러스 착용이 수면의 질 향상 및 면역력이 강력해지므로 암 예방 및 치료에 중재안이 될 수 있다.

-Nk세포란?

자연살해세포라고도 한다. 바이러스에 감염된 세포나 암세포를 직접 공격해 없애는 것이 Nk세포의 주기능이다. Nk세포가 암이 재발하는데 가장 중요한 역할을 하는 암 줄기세포를 효과적으로 제어할 수 있다는 것이 밝혀지며 학계에서는 NK세포를 이용한 항암치료를 연구중이다.

-멜라토닌이란?

멜라토닌은 뇌에서 분비되는 호르몬으로 생체리듬조절과 수면을 조절하는 호르몬이다. 수면 중에 면역계를 항진하고 항암 작용과 가장 강력한 항산화 호르몬으로 밝혀졌다. 중강도 이상 지속적인 유산소 운동은 멜라토닌 수치를 향상시킨다. 따라서 면역력 및 수면의 질 향상을 위해 중강도 이상 지속적인 운동은 필수다.

2) 당뇨

숨플러스 착용 후 당화혈색소가 유의미하게 개선된다

대부분의 만성질환이 그렇듯 당뇨병도
유전 영향을 받는다. 제2형 당뇨병의
경우 부모 모두 당뇨병이 있으면 자녀
가 당뇨병을 갖게 될 확률이 50~60%
이고, 부모 중 한 사람이 당뇨병인 경
우 확률이 20~30% 정도이다.

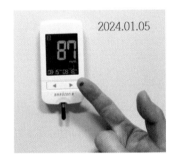

하지만 같은 부모님의 형제-자매 중에도 당뇨병이 생기는 사람이 있고, 생기
지 않는 사람이 있다. 유전적인 요인 외에도 노화, 비만, 흡연, 음주, 고칼로
리 식단, 수면무호흡 및 저호흡, 호흡근 감소, 산화질소(NO) 활성도 감소,
스트레스, 구강호흡 등의 환경적인 요인도 당뇨병 발생에 매우 중요한 역할을
한다는 것을 알 수 있다. 정리하자면 당뇨병에 걸리기 쉬운 유전적 소인을 가
진 사람이 당뇨병을 일으키는 환경적 요인에 노출되어 당뇨병이 생긴다고 할
수 있다.

필자는 3형제다. 2살 위 형님, 2살 아래 아우님. 아우는 8년 전에 제 2형 당뇨
진단을 받고 약을 복용중이다. 형님은 2022년 3월에 췌장암 3기 진단을 받고
2023년 4월 현재 투병중이다. 형님의 '완치'를 기대한다. 필자는 당화혈색소,
당부하검사, 공복혈당 정상 수치를 유지하고 있다.

"저산소증과 당뇨병"은 무슨 상관일까?

그 비밀을 알려면 우리가 무의식적으로 하고 있는 호흡에 대한 좀 더 깊이 있는 이해가 필요하다. 우리는 하루 24시간 쉬지 않고 산소를 들이마신다.

그래서 흔히 하는 말, 인간은 음식을 먹지 않아도 몇 주는 살 수 있지만 산소가 공급되지 않으면 단 5분도 견딜 수 없다는 것이다.

그래서 산소는 생명유지의 절대조건이다. 이러한 산소는 공기 중에 21% 들어 있고, 호흡을 통해서 우리 몸속으로 들어온다. 좀 더 정확히 말하면 산소는 호흡을 통해 폐로 들어오고, 혈액에 실려 온몸 세포 하나하나에 공급된다. 전자를 전문용어로 '폐호흡'이라고 하고, 후자를 '세포호흡'이라 부른다.

"저산소증"이란 폐호흡이든, 세포호흡이든 어떤 이유로 말미암아 산소가 우리 몸속에 제대로 공급되지 않는 상태를 말한다. 저산소증을 유발하는 주범 중 하나인 폐호흡 장애는 우리 몸속으로 산소의 공급이 잘 되지 않는 경우를 말한다. 폐기종이나 천식, 만성 폐쇄성 폐질환, 수면무호흡 및 저호흡, 구강호흡 등이 있을 경우 폐 속으로 산소 유입이 원활히 이루어지지 않으면서 저산소증이 유발될 수 있다. **이럴 경우 숨플러스를 착용하면 저산소증을 얼마든지 호전시킬 수 있다.**

그런 반면 세포호흡 장애는 사정이 다르다. 산소가 폐로 들어간 뒤 세포 하나하나에 제대로 전달되지 않아 문제가 생긴다. 이렇게 되면 우리 몸의 세포에 심각한 타격을 준다. 좀더 정확히 말하면 세포속의 "미토콘드리아" 기능이 나빠진다. **미토콘드리아는 포도당을 산소를 이용하여 에너지를 만들어내는 우리 몸의 발전소이다.**

그런데 만약 어떤 이유로 이 같은 일을 하는 미토콘드리아에 산소 공급이 제대로 안 되면 어떻게 될까? 말할 것도 없다.

미토콘드리아는 포도당을 재대로 사용하지 못하게 된다. 즉, 혈당이 높아지게 된다. 거기다가 에너지를 제대로 만들어낼 수 없게 되고 활성산소가 대량 만들어진다.

그결과 세포는 시들시들 힘을 잃게 된다. 췌장기능은 나빠지고 인슐린 분비가 감소하며, 인슐린 저항성이 생긴다. 당뇨병 환경이 만들어지는 것이다.

당뇨병 치료는 약물만으로는 불가능하다. 약물은 높아진 혈당을 낮추는 것일 뿐 혈당이 올라가는 기전을 중단시키지는 못한다. 때문에 적절한 식이요법과 운동은 필수다.

숨플러스를 착용하고 운동을 하면 금상첨화다. 산소 섭취량 및 미토콘드리아 기능, 심폐기능이 향상되기 때문이다. 최근 연구들에서 복식호흡이 인슐린 저항성을 개선시키는 것으로 밝혀졌다. 적절한 식이요법과 운동으로 미토콘드리아의 기능을 향상시키고 그 수를 늘리는 것이 당뇨병으로부터 몸을 보호하는 비법이다.

상품 후기

68세 남 윤O성

저는 60대 후반 복부비만 남성입니다. 병원에서 당화혈색소 7.8 당뇨 진단을 받았으며, 식이요법과 유산소 운동을 권유받았습니다. 숨플러스가 좋다고 해서 처음에는 미세먼지 잘 막아보려고 착용을 했는데 미세먼지는 당연히 막아주었고 운동할 때 참 편하고 재미가 있었습니다. 숨플러스 원리상 턱이 올라가고 입이 편하게 다물어진 상태에서 코로 편하게 숨을 쉬게 됩니다. 복식호흡, 횡격막호흡이 저절로 됩니다. 혈압과 중성지방, LDL콜레스테롤 수치가 확 떨어졌습니다. 뱃살도 4cm나 줄었습니다.

몸이 좋아지는걸 실감하니 사용을 안할 수 가 없다라고요. 잠잘 때 꼭 착용하고 하루 8시간 이상 착용하고 돌아다녔습니다. 6개월 후 다시 당뇨 검사를 받았는데 당화혈색소가 7.8에서 6.4 정상범위까지 떨어졌습니다. 이후로는 숨플러스가 내 생명줄이다 라는 생각으로 더 열심히 착용합니다. 우리 가족들은 의무적으로 착용합니다. 숨플러스는 또 하나의 내 호흡기~!! 내 삶과 건강을 지켜줄 최종병기입니다~~!!

참고문헌

-당뇨병 발병 원인 규명⋯면역세포 미토콘드리아 기능 이상. 네이처 커뮤니케이션스. 2018

-파킨슨병· 암· 2형당뇨 공통점? 모두 미토콘드리아에 문제 있다. 연합뉴스. 2021

-미토콘드리아 DNA상의 유전자 다형성과 제2형 당뇨병과의 연관성 분석. 중앙대학교. 2009.

-제2형 당뇨병과 미토콘드리아.고려대학교 생명과학대학 생명과학부. 대한내분비학회지: 2006

-수면호흡장애와 대사적 기능장애. 수면정신생리. 17-22. 2005

-폐쇄성 수면무호흡과 제2형 당뇨병. 수면·정신생리 16(2): 61-64, 2009.

-코골이 환자에서 수면무호흡정도와 인슐린저항성, 아디포넥틴 및 visfatin과의 관련성. Journal of Obesity & Metabolic Syndrome. 65p ~ 72p 2008

-Impaired mitochondrial activity in the insulin-resistant offspring of patients with type 2 diabetes. N Engl J Med 350:664-671, 2004

-Davidson MB. Metabolic syndrome/insulin resistance syndrome/pre-diabetes: new section in diabetes care. Diabetes Care 2003:26:3179.

-Hegde SV et al. Diaphragmatic breathing exercise as a therapeutic intervention for control of oxidative stress in type 2 diabetes mellitus, Complementary Therapies in Clinical Practice 2012: 18:151-153.

-Hill K et al. Inspiratory Muscle Training for Patients with Chronic Obstructive Pulmonary Disease: A Practical Guide for Clinicians, Arch Phys Med Rehabil 2010:91:1466-70.

-Montemezzo D et al. Influence of inspiratory muscle weakness on inspiratory muscle training responses M in Chronic heart failure patients: A systematic review and meta-analysis. Archives Physical Medicine and Rehabilitation 2014:95:1398-407.

당화혈색소 개선

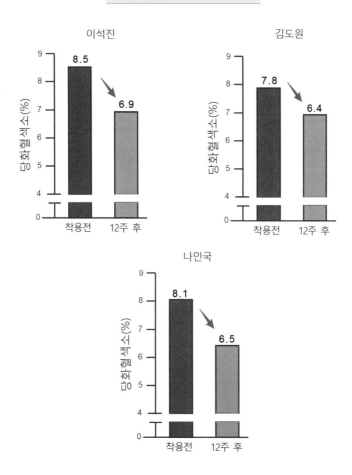

이석진

김도원

나인국

<실험방법>

당화혈색소는 당뇨병을 진단하는 가장 객관적인 검사법이고, 당뇨를 진단받은 사람
이 일정기간 동안 혈당이 잘 조절되고 있는지 평가하는 방법이다. 숨플러스 착용
6개월 후 당화혈색소가 유의미하게 감소 되었으며, 3명중에 2명은 정상수치에 진입
하였다.

3) 텔로미어(몸이 젊어지는 지표)

건강한 삶을 위해 노화를 예방해야 한다. 노화란? 세포가 분열을 멈추고 수명이 다해 죽음에 이른 상태를 의미한다. **노화 정도와 속도는 개인차가 존재하며 이러한 개인차는 생활습관의 올바른 실천 여부에 따라 조절된다.**

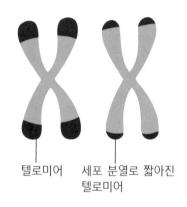

텔로미어   세포 분열로 짧아진
텔로미어

텔로미어(Telomere) 길이는 노화 정도의 중요한 지표다. 우리 몸은 끊임없이 세포 분열을 통해 생명이 유지된다. 하나의 세포가 죽으면 다른 세포가 분열하여 그 자리를 메운다. 즉 세포 분열을 통해 일정양의 세포수를 유지하는 것이다. 세포가 분열할 때 염색체 끝부분의 텔로미어가 조금씩 줄어든다. 텔로미어가 모두 없어지면 더이상 세포분열을 할 수 없다. 이는 곧 죽음을 의미한다.

2009년 텔로미어의 역할 및 검사 기법은 노벨 생리의학상을 받았으며, 전 세계적으로 많은 연구자들이 질병과 텔로미어 관련성에 더욱 큰 관심을 갖게 되었다.

코펜하겐에서 64,000명의 사람들을 대상으로 텔로미어를 측정한 결과 텔로미어가 짧을수록 매년 인지능력이 더 쇠퇴되고, 더 빨리 심혈관질환 및 뇌질환에 노출되며, 더 빨리 사망할 수 있는 것으로 밝혀졌다.

텔로미어 길이를 증가시킬 수 있는 방법이 "운동" 이다.

그럼 모든 운동이 텔로미어 길이를 늘릴까?

한 연구는 124명을 중강도 유산소 운동 그룹, 고강도 인터벌 운동 그룹, 근력 강화 운동 그룹, 컨트롤 그룹으로 나누어 1주일에 4회 40분씩 총 24주 동안 운동을 실시했다. (컨트롤 그룹은 운동하지 않음). 24주 후, 근력 강화 운동 그룹과 컨트롤 그룹에서는 텔로미어 길이에 변화가 없었고, **중강도 유산소 운동 그룹과 고강도 인터벌 운동 그룹에서는 텔로미어 길이가 2배 증가되었다.** 이 연구에서 **최대산소섭취량 및 심폐능력이 텔로미어의 길이를 증가시키는 것으로** 밝혀졌다.

필자는 2021년 3월부터 2021년 9월까지 12명을 대상으로 숨플러스 프로그램 적용이 텔로미어 길이에 미치는 영향을 연구하였다. 연구결과는 매우 놀라웠다. 단지 착용하고 잠을 자고, **빠른 걷기 만으로도 텔로미어 길이가 길어진 것이다. 즉, 착용만으로 중강도 이상 운동효과가 나타난 것이다.** 연구 결과를 표 및 그래프로 첨부하였다.

생성과 죽음을 반복하는 우리의 세포들,

노화 정도와 속도는 생활습관의 올바른 실천 여부에 따라 조절된다는 사실을 기억하자. 운동은 매일 섭취해야 하는 필수 에너지처럼 일상의 생활 습관으로 자리 잡도록 최대한 노력해야 한다. 그것이 좀더 우리를 건강하고 젊게 살게 하는 비법이다.

성공하고 싶다면,
건강한 삶을 살고 싶다면,
밑천이 가장 적게 드는 "숨플러스 착용하고 운동을 바로 시작해야 한다"
이때, 반드시 코로 숨을 쉬자!. 숨이 차도 코로 숨을 쉬자!!

6개월만 꾸준히 숨플러스를 착용 후, 잠을 자고, **빠른 걷기** 또는 가벼운 조깅을 하면 텔로미어 길이는 2배 길어진다. 몸이 젊어지는 것이다.

텔로미어 길이 변화

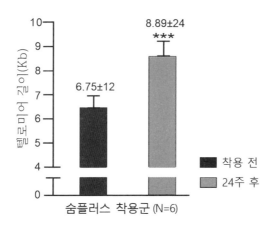

텔로미어 길이 변화

Item	구 룹	착용 전	24주 후
텔로미어 길이(Kb)	숨플러스 착용군	6.75±12	8.89±24
	미 착용군	6.76±21	6.75±31

이 연구의 대상은 경기도 G시에 '모집공고문'을 부착하여 신체적·정신적으로 특별한 질환이 없으며 심혈관계 질환의 소견이 없는 체지방률 30% 이하인 중년여성(40~60세 이하)을 대상으로 숨플러스 착용이 텔로미어 길이에 미치는 영향을 규명하고자 하였다.

숨플러스 착용군(n=6)과 미착용군(n=6)으로 구분하여 착용군은 숨플러스 착용 후 수면을 하고, S+헬스 센터에서 주 5회, 30분씩 24주 동안 빠른 걷기운동을 실시하였다. 미착용군은 평소생활을 지키도록 하였다.

상품 후기

나는 85세 참전용사 입니다. 2년전부터 폐가 좋지 않아서 숨플러스를 착용했습니다, 처음에는 비염이 좋아지더군요. 숨쉬기가 편해서 열심히 착용을 했습니다. 두개로 잘 때, 운동할 때 썼어요. 몸이 점점 좋아지니 당연히 찾게 되더군요.

얼마전에 보훈병원에서 검사를 아주 세밀하게 받았습니다, 폐활량 100% 심장 60세 정도의 기능을 가지고 있다고 나왔어요. 다른 병원에서도 똑같이 나왔어요. 의사들이 깜짝 놀랍니다.

참 이상합니다. 85세에 2년전에는 폐가 나빴었고 심전도 검사를 해보면 좋지 않았는데 2년만에 확 좋아졌습니다. 아무리 생각해봐도 숨플러스 아니면 몸이 좋아질 이유가 없어서 글을 쓰게 됩니다. 이렇게 건강해지니 너무 기쁩니다. 제품을 개발하신 개발자께 감사드립니다. 감사합니다.

참고문헌

-신체활동, 운동및 체력수준이 세포노화 지표인 텔로미어 길이에 미치는 효과. 운동과학, 2018; 96-108

-16 주간의 복합운동이 제2형 당뇨병 노인 여성의 인슐린 저항성, 염증 지표, 산화 스트레스 및 백혈구 텔로미어 길이에 미치는 영향. 체육과학연구, 2019; 470-485

-Human telomere biology: a contributory and interactive factor in aging, disease risks, and protection. Science, 350(6265), 2010; 1193-1198.

-Telomeres, lifestyle, cancer, and aging. Current opinion in clinical nutrition and metabolic care, 2011; 14(1), 28

-Telomere length and long-term endurance exercise: does exercise training affect biological age? A pilot study. PLoS One. 2012; 7(12):e52769

4) 고혈압, 혈관, 콜레스테롤

심/뇌혈관질환은 대부분 높은 혈압과 혈당, LDL 콜레스테롤, 동맥경화로 인해 발생된다. 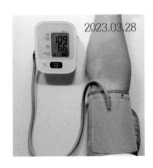 2022년 통계청 자료에 의하면 우리나라 고혈압 환자의 수는 현재 1000만명, 고지혈증 환자는 1200만명에 육박한다고 한다. 그들은 한결같이 "약은 밥처럼 매일 먹어야 한다" 는 의사들의 권고를 받고 약을 하루라도 먹지 않으면 뇌출혈이나 심장마비로 언제 쓰러질지 모른다는 불안감으로 하루하루를 살고 있다.

안타깝게도 의사들은 혈압과 콜레스테롤이 왜 높아지는지 정확히 모른다. 병은 원인을 알아야 고친다고 하는데, 의사들은 원인은 모른채 죽을 때까지 약을 먹으라고 하고 빨리 걷기, 달리기, 자전거 타기 등 유산소 운동을 권한다. 하지만 이런 운동은 지속적으로 실천하기에는 매우 힘들다.

필자의 조부모는 51세에 혈압이 높아 중풍으로 돌아가셨다. 아버지는 40세부터 고혈압 약을 드셨다. 필자 역시 40대부터 혈압이 높았다. 하지만 50대 중반인 현재는 혈압이 높지 않다.

키 173cm, 몸무게 79kg, 달리기 등 유산소 운동, 힘든 근육 운동은 안한다. 연구실에서 의자에 10시간 이상 앉아있다 보니 하루 300~700보 정도 걷는게 운동의 전부다. 그런데도 필자의 혈압은 수축기 110mmHg, 이완기 70mmHg, LDL콜레스테롤 105mg/dL, HDL콜레스테롤 62mg/dL 를 유지하고 있다. 동맥경화도 없다. 필자는 힘든 운동은 안하지만 하루도 빼먹지 않는 운동이 있다. 바로 **숨쉬기 운동**이다. 숨쉬기 운동을 하면 심혈관계는 반드시 좋아진다. 사람들은 효과에 의문을 던지지만 숨쉬기 운동만큼 혈압, 혈관, 고지혈증에 좋은 운동도 없다. 부작용은 전혀 없다.

특히, 혈압에 좋다. 심지어 고혈압약 먹는 것 보다 더 좋다. 숨쉬기 운동을 6개월 정도 습관화하면 고혈압 약을 안먹어도 될 정도까지 좋아진다. "숨쉬기 운동"이 고혈압 치료에 효과가 있다는 사실이 입증되고 있다. 서울대 간호대 연구팀은 60세이상 환자 30명중 16명에게 복식호흡을 매일 20분씩 두번 행한 뒤 나머지 환자와 비교했다. 그 결과 복식호흡을 한 군은 수축기 혈압이 146.84mmHg에서 131.54mmHg로, 이완기 혈압은 89.26mmHg에서 78.94mmHg로 낮아졌다.

2021년 미국 볼더대 의대 연구팀 역시 고혈압 환자에게 호흡근육 운동을 하루 30분 이내로 6주간 실시한 결과 혈압이 떨어지고 숙면을 하게 되며 인지기능 및 기억력 테스트 점수가 높아졌다는 사실을 확인했다. 특히 **혈압 강하효과는 하루 30분씩 꾸준히 유산소 운동을 실시했을 때의 효과보다 더 우수한 것이라고** 연구팀은 설명했다.

콜레스테롤도 개선된다. 경희대 간호대학 연구팀은 건강 이상이 없는 40~64세 여성 40명을 대상으로 호흡 프로그램을 주 3회(회당 80분)씩 총 12주 동안 실시했다. 그 결과 프로그램에 참여한 실험군의 경우 총콜레스테롤 수치가 실험 전 202.82mg/dL에서 187mg/dL로 줄어든 반면, 프로그램에 불참한 대조군은 192.89mg/dL에서 202.87mg/dL로 오히려 늘었다.

최근 노르웨이 오슬로 대학 연구팀은 하루 30분 45일 동안 숨쉬기 운동이 혈중 콜레스테롤 수치에 얼마나 영향을 미치는지 연구를 했다. 그 결과 나쁜 콜레스테롤인 LDL 수치가 30% 감소했고, 좋은 콜레스테롤 HDL 수치는 25% 이상 증가했다고 밝혔다. 연구팀은 숨쉬는 운동이 혈중 지실 상태를 개선시켜서 심혈관 건강에 도움이 된다고 밝혔다.

동맥경화도 개선된다. 동맥경화지수는 실험군 경우 3.19점에서 2.19로 줄었지만 대조군에선 3.13에서 3.18로 높아졌다. 또 국제학술지 '미국심장협회 저널'은 8주간의 호흡훈련이 혈관내피기능을 유의미하게 개선시켰다고 밝혔다.

"숨쉬기 운동"이 혈압, 혈관, 콜레스테롤 수치 개선 효과가 뛰어난 이유는 **"산화질소(nitric oxide)"가 중요한 역할을 한다.** 산화질소가 고혈압, 동맥경화, 고지혈증 치료에 새로운 타깃으로서 가능성을 발휘하고 있다.

숨플러스를 착용하고 잠을 자고 운동을 하면, 대량의 산화질소 생성으로 혈압, 혈관, 콜레스테롤를 유의미하게 개선시킬 수 있다.

상품 후기

저는 육체적으로 활동적인 남자로, 달리기 자전거 타기 등을 즐깁니다. 이러한 운동에도 불구하고 혈압이 고혈압 1단계(140/90)였습니다. 마침 지인을 통해 숨플러스를 알게 됐고 숨플러스를 꾸준히 착용하고 호흡근 단련훈련을 실시해 3개월 만에 수축기 혈압이 25mmHg이나 떨어져 정상 범위 안에 들었습니다. 그리고 총 콜레스테롤 수치도 20% 이상 개선됐습니다. 병원에 방문했을 때 의사가 그동안 무슨 일이 있었냐고 물어보더라고요.

참고문헌

-고혈압 노인에서 복식호흡 훈련이 혈압 및 스트레스에 미치는 영향. 2001: 서울대학교 간호대학

-본태성 고혈압 대상자에게 적용한 호흡훈련의 혈압하강효과에 관한 연구. 1993: 이화여자대학교 대학원 박사학위논문

-단전호흡운동프로그램이 중년여성의 체지방률과 혈중 지질농도에 미치는 효과. 대한간호협회학술지, 2003: 29(2): 118-126.

-노인여성의 단전호흡 수련이 체지방, 체력 및 스트레스호르몬 수준에 미치는 영향. 한국스포츠리서치, 2007: 18(5): 91-102.

-심폐능력과 고밀도지단백질 콜레스테롤 농도와의 상관관계 비교 연구. 운동과학, 1998: 7(2): 242-248.

-Time-efficient inspiratory muscle strength training lowers blood pressure and improves endothelial function, nitric oxide bioavailability and oxidative stress in midlife/ older adults with above-normal blood pressure. J Am Heart Assoc. 2021; 10:e020980

-Inspiratory muscle strength training lowers blood pressure and sympathetic activity in older adults with OSA: a randomized controlled pilot trial. J Appl Physiol. 2020; 129:449-458.

-Daily respiratory training with large intrathoracic pressures, but not large lung volumes, lowers blood pressure in normotensive adults. Respir Physiol Neurobiol. 2015; 216:63-69.

-Daily inspiratory muscle training lowers blood pressure and vascular resistance in healthy men and women. Exp Physiol. 2018; 103:201-211.

-Inspiratory strengthening effect on resistive load detection and magnitude estimation. Med Sci Sports Exerc. 2000; 32:1859-1867.

-Cardiorespiratory effects of breathing and relaxation instruction in myocardial infarction patients. Biol Psychol. 1998:49(1-2):123-35

-Effects of diaphragmatic breathing on ambulatory biood pressure and heart rate. Biomedicine & Pharmacotherapy 2003: 57:87s-91s,

-Regular stow-breathing exercise effects onblood pressure and breathing patterns at rest Journal of Human Hypertension 2010: 24 807-813

-Kulur AB et al. Effect of diaphragmatic breathing on heart rate Variability in ischemic heart disease with diabetes. Arq Bras Cardiol 2009: 92(6): 423-429

콜레스테롤 개선

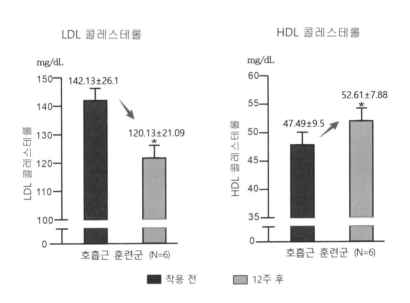

LDL 콜레스테롤

HDL 콜레스테롤

■ 착용 전   □ 12주 후

<실험방법>

경기도 소재 A복지관 프로그램에 참여하고 있는 60~80세 노인중 일상생활에 문제가 없는 12명을 대상으로 실험군 6명은 숨플러스를 **수면 및 운동 중에 착용**하도록 했다.

대조군 6명은 평소 생활패턴을 따르도록 했다. **착용한군(실험군) LDL 콜레스테롤**은 142.13±26.1에서 120.13±21.09로 감소했다. HDL 콜레스테롤은 47.49±9.5에서 52.16±7.88로 **높아졌다.** 대조군은 변화가 없거나 높아지는 경향을 보였다.

혈관 건강 향상

혈관내피세포기능의 변화 (M±SD)

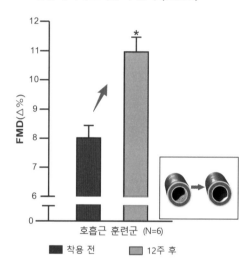

숨플러스 착용 및 12주 호흡 훈련 후, 혈관내피기능이 42% 향상되었다

혈관내피기능 장애도 심,뇌혈관 질환 위험에 기여하는 혈관 노화의 주요 특징이다. 혈관내피(Endothelium)는 혈관조직을 총체적으로 유지하는데 중요한 조직으로 혈관내피의 기능 장애가 동반되면 혈관 이완능의 손상과 혈관내피의 부착력 증가로 죽상경화증을 비롯한 혈관병증이 발생하게 된다. 결과적으로 혈관 손상이 일어나게 된다.

혈압 건강 개선

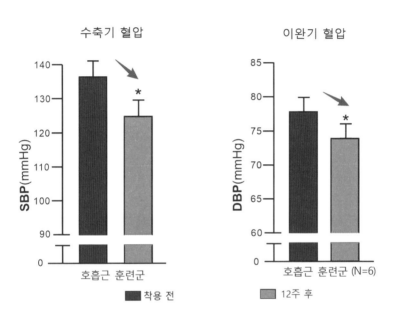

수축기 혈압

이완기 혈압

호흡근 훈련군

호흡근 훈련군 (N=6)

착용 전   12주 후

숨플러스 착용 및 12주 호흡훈련 후 수축기 혈압과 이완기 혈압 모두 유의미하게 감소되었다.

5) 심장질환

심장병은 국내 사망원인 2위다. 최근 호흡
근육 단련과 횡격막 호흡 훈련은 심장병 환
자의 생존율과 재발 위험을 줄일 수 있는
것으로 연구결과 밝혀졌다.

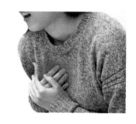

네덜란드 연구원들은 심근경색 환자 156명
을 2조로 나누어 76명에게 횡격막 호흡을
진행하고 나머지 80명은 유산소 운동을 훈
련 시켰다. 5주 훈련기간 후에 보니, 유산소 운동 그룹은 심장병 재발로 51%
가 재입원 했지만, 횡격막 호흡 그룹은 그 절반인 25%만 재입원 했다는 것이
다.

또 다른 연구에서는 협심증 환자를 2조로 나누고, 1조는 횡격막 호흡 훈련을,
다른 조는 호흡이 아닌 다른 운동을 시켰다. 2년이 지난 후, 횡격막 호흡을 한
환자는 심장병으로 재입원한 환자는 한명도 없었다. 그러나 다른 조는 협심증
또는 심장 수술을 위해 17명중 10명이 재입원 했다. 이 연구들을 통해 심장병
에는 유산소 운동보다 호흡근육 단련과 횡격막 호흡 훈련이 훨씬 효과적이라
는 것을 알 수 있다. 뿐만 아니라 **호흡근육 단련과 횡격막 호흡은 혈액순환
을 개선시키고, 심장 박동도 안정시킨다**

따라서 심장병 환자들은 숨플러스를 착용하고 호흡근육 단련과 횡격막 호흡
훈련을 하는 것이 생존율과 재발 위험을 줄일 수 있다. 자신 있게 권하
고 싶다.

상품 후기

심장과 혈압문제로 12년간 고생했는데 숨플러스를 알고 꾸준히 착용하고 호흡훈련을 하고 있습니다. 혈압과 심장문제가 안정되다보니 새로운 삶을 살고 있습니다. 심장문제로 생사의 갈림길에서 두려움에 떨던 시기를 생각하면 지금은 참 좋습니다. 숨플러스를 좀 더 빨리 알았다면 좋았을 텐데.. 숨플러스 개발자님에게 진심으로 감사를 드립니다.

참고문헌

- Anderson DE et al. Regular stow-breathing exercise effects onblood pressure and breathing patterns at rest Journal of Human Hypertension 2010: 24 807-813

- Hering. D et al. Effects of acute and long-term slow breathing exercise on muscle sympathetic nerve activity in untreated male patients with hypertension. Journal of Hypertension 2013, 31:739 -746

- Kulur AB et al. Effect of diaphragmatic breathing on heart rate Variability in ischemic heart disease with diabetes. Arq Bras Cardiol 2009: 92(6): 423-429

- Lee IS et al. Effects of diaphragmatic breathing on ambulatory biood pressure and heart rate. Biomedicine & Pharmacotherapy 2003: 57:87s-91s,

- van Dixhoom J, White A Relaxation therapy for rehabilitation and prevention in ischaemic heart disease: a systematic review and meta-analysis. Eur J Cardiovasc Prev Rehabil, 2005: 12(3): 193-202.

- van Dixhoom J. Cardiorespiratory effects of breathing and relaxation instruction in myocardial infarction patients. Biol Psychol. 1998:49(1-2):123-35

심장건강 개선

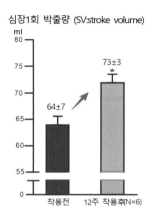

심장1회 박출량 (SV:stroke volume)

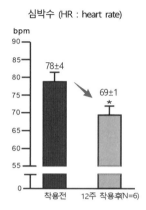

심박수 (HR : heart rate)

심장건강을 나타내는 지표는 심박수 (HR : heart rate) 와 심장 1회 박출량 (SV:stroke volume)이 있다.

심장 1회 박출량(SV): 심장에서 1회 배출되는 혈액의 양이다. 정상 성인의 경우 70ml이다. 건강하고 운동으로 훈련된 사람은 상대적으로 높다. 남성이 여성보다 박출량이 높다. 1회 박출량이 높을수록 건강하다.

심박수(HR): 1분간 심장이 뛰는 횟수를 말한다. 성인의 정상 심박수는 60~100회/분(bpm)이다. 여성이 남성보다 심장 크기가 적고, 박출량이 낮으므로 심박수는 10회 정도 높다. **기상 후 누워있는 상태에서 측정하는 것이 바람직하다.** 아주 건강한 마라톤 선수는 심박수가 50회 미만이다. 이를 "스포츠 심장"이라 한다.

심박수 (HR : heart rate)

나 이	매우 우수	우 수	좋 음	보 통	나 쁨
36 ~ 45	50 ~ 56	57 ~ 62	63 ~ 66	71 ~ 75	83 이상
46 ~ 55	50 ~ 57	58 ~ 63	64 ~ 67	72 ~ 76	84 이상
56 ~ 65	51 ~ 56	57 ~ 61	62 ~ 67	72 ~ 75	82 이상
65세 이상	50 ~ 55	56 ~ 61	62 ~ 65	70 ~ 73	80 이상

출처: 미국질병예방통제센터(center for disease control and prevention)

6) 비염, 축농증

어떤 의사는 방송에 나와 비염과 축농증은
불치병이고, 생명에 문제가 없으니 관리만
잘 하면 된다고 말한다. 참으로 어처구니
없는 말이다.

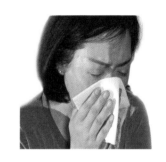

"**콧병이 만병의 원인이다**"라는 말이 있다.
비염은 "감기(感氣)"로부터 시작된다. 감기
는 바이러스, 환절기, 심한 계절변화로
발생된다. 감기에 의해 콧속에 염증이 발생하게 되는데, 이것이 바로 "급성 비
염"이 된다. 급성비염이 3개월 이상 지속되면 "만성비염"으로 발전하게 된다.
만성비염이 오래되어 콧속의 부비동에 염증이 차면 "축농증"이 된다. 부비동
에 염증이 차면 그 염증이 코와 인접한 눈, 귀, 두뇌에 염증이 침범하게 된다.
연속적으로 혈관이나 임파선을 타고 온몸으로 퍼져 만병을 일으킨다.

코는 인체의 에너지 생산에 가장 중요한 "산소"를 받아들이는 첫 관문이고, 산
화질소(NO)를 생성하여 각종 바이러스나 세균을 방어하는 제 1차 방어선이다.
그런데 코기능이 약해지면 "면역력"이 크게 떨어지게 된다. 그러면 각종 바이
러스나 세균의 침입을 방어할 수 없게 되고 폐렴, 폐암 등이 발생된다.

왜 감기, 비염 등 콧병은 환절기에 잘 걸릴까?

원인 발생이 많고, 건조하고 심한 기온차로 인해 코 면역력이 약해지기 때문
이다. 원인을 막아주고 가습, 가온 환경을 제공해 주는 것이 치료의 비법이다

비염 치료에 있어 숨플러스는 탁월한 효과를 제공한다. **숨플러스의 탁월한 치료효과는 "콧병 원인물질을 차단하고, 가습기능 및 가온기능, 산화질소 생성"을 통해 코 면역력을 향상시키기 때문이다.**

다음은 콧병을 바로바로 치료하는 방법이다.

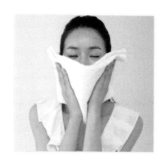

-따뜻한 물수건을 코에 대고 코호흡을 하면 가습, 가온 기능으로 혈류순환이 좋아져 콧병은 바로 좋아진다

-콧노래(허밍)을 하면 부비동과 비강(鼻腔) 사이의 환기를 촉진시키는 효과로 콧병은 빨리 낫는다.

-머리를 천천히 아래위로 도리도리 하면, 산화질소 생성 증가로 혈관을 확장시켜 혈류 순환을 촉진하므로 코가 뻥 뚫린다

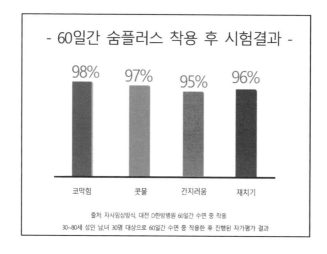

- 60일간 숨플러스 착용 후 시험결과 -

98% 97% 95% 96%

코막힘   콧물   간지러움   재치기

출처: 자사임상방식, 대전 D한방병원 60일간 수면 중 착용
30~80세 성인 남.녀 30명 대상으로 60일간 수면 중 착용한 후 진행된 자가평가 결과

상품 후기

오랫동안 비염으로 고통받고 있었습니다. 콧물과 코막힘으로 하루종일 힘들고 심할경우 양쪽 코가 모두 막혀 입으로 숨을 쉬게되니 입도 마르고 잠도 제대로 못잤습니다. 수술도 받았는데 다시 재발했고 여러 종류의 비염 치료기도 사용해 봤습니다. 하지만 그때 잠시 뿐이었습니다. 숨플러스는 달랐습니다. 숨쉬기가 편해서 매일 착용하고 잠을 잤습니다. 6개월 정도 지나니 비염 증상이 사라졌습니다. 처음에는 효과를 의심도 했습니다. 그랬던 저 자신이 바보같이 느낄 정도로 효과가 뛰어났습니다.

참고문헌

-Cold exposure impairs extracellular vesicle swarm-mediated nasal antiviral immunity Journal of Allergy 2023, Pages 509-525.e8

-Two interferon-independent double-stranded RNAinduced host defense strategies suppress the common cold virus at warm temperature Proc Natl Acad Sci U S A, 113 (2016), pp. 8496-8501

-Climate-related variation of the human nasal cavity Am J Phys Anthropol, 145 (2011), pp. 599-614

-Human nasal host defense and sinusitis J Allergy Clin Immunol, 90, 1992, pp. 424-430

-Mucociliary clearance—a critical upper airway host defense mechanism and methods of assessment Curr Opin Allergy Clin Immunol, 7 (2007), pp. 5-10

-Regulation of tight junctions in upper airway epithelium Biomed Res Int, 2013 (2013)

-Epithelium: at the interface of innate and adaptive immune responses J Allergy Clin Immunol, 120 (2007), pp. 1279-1284

-Evidence for antiviral effect of nitric oxide: inhibition of herpes simplex virus type 1 replication J Clin Invest, 91 (1993), pp. 2446-2452

7) 천식

천식은 대표적인 호흡기 질환으로, 치료가 불가능한 병이 아니다. 숨플러스를 꾸준히 착용하고 느린호흡, 저항호흡을 습관화하면 충분히 완치할 수 있다.

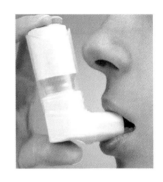

구소련 부테이코 박사는 의과대학 3년차에 프로젝트를 진행하게 되었다. 죽어가는 환자의 숨을 측정하는 것이었는데, 사람이 죽기 직전 호흡이 점점 얕으면서 빨라지고 급해진다는 것을 발견했다. 얼마 지나지 않아 환자의 호흡만으로 죽음을 예측하는 경지에 이르렀다.

의과대학을 졸업한 후에도 호흡연구를 계속했는데, 어느 병실에서 막 천식 발작을 일으킨 노인 환자를 발견했다. 노인은 산소마스크를 낀 상태에서 숨이 곧 넘어갈 것처럼 헐떡였다. 그때 부테이코 박사는 노인의 마스크를 벗기고 숨을 천천히 쉬라고 주문했다. 노인은 무척 당황했지만 이내 박사의 제안을 받아들이고 숨을 천천히 쉬었다.

그러자 희안하게도 노인은 발작이 줄어들고 안정을 되찾았다. 이후로 부테이코 박사는 '느린호흡이 천식환자에게 주는 영향'에 대해 연구하기 시작했으며 결국 느린호흡은 매우 효과적이라는 것을 밝혀냈다. 1980년대에 소련 위생국은 부테이코 박사의 치료법을 기관지, 천식환자의 치료법으로 허가했다. 이 치료법은 유럽, 영국, 러시아, 미국 등 세계적으로 사용되고 있다.

'부테이코 호흡법'은 어떤 것일까? 부테이코 박사는 빠른 호흡, 입호흡이 천식의 주 원인으로 본다. 천식 발작이 오면 환자는 마치 산소가 없는 것 같은 호흡곤란을 느끼게 되는데, 더 많은 산소를 섭취하기 위해 숨을 빨리 쉬고 입으로 쉰다. 하지만 입호흡과 빠른 호흡은 기관지의 평활근을 수축시켜 기관지를 더 좁게 만들어 숨을 힘들게 만든다.

우리는 간간한 실험을 통해 이 원리를 알 수 있다. 우선 빨대를 준비한 뒤, 한손으로 한쪽 빨대 끝을 막고, 다른 쪽 빨대 끝을 입으로 빨아들인다. 그러면 빨대 직경이 함몰되면서 좁아진다(베르누이 법칙). 같은 원리로, 기도가 이미 수축해 있을 때 입으로 숨을 쉬거나 빨리 쉬면 기도가 점점 더 좁아지고 숨이 힘들어진다.

따라서 천식을 치료 할려면 코호흡, 느린호흡, 저항호흡을 해야 한다. 호주의 대규모 연구에서 느린 호흡이 천식 치료에 매우 효과적임을 밝혀냈다. 연구는 2그룹으로 나누어 진행되었는데 그룹1은 호흡 치료사로부터 느린 호흡을 배웠고, 그룹2는 물리치료사로부터 복식호흡과 이완운동을 배웠다. 그 결과 느린호흡을 배운 그룹1은 3~6개월 사이 천식증상이 현저하게 호전되었다. 기관지 확장제 사용량은 90% 줄었다. 삶의 질도 향상됐다.

그러나 그룹2는 효과가 미비했다. 이 놀라운 연구는 천식 치료에 느린호흡, 저항호흡법을 추천해야 할 당위성을 일깨워 줬다.   연구자들이 한결 같이 주장하는 것은 "숨을 천천히 느리게 쉬어라"는 것이다.

천식 완치법

1. 숨플러스를 착용하고 호흡훈련을 한다.
-천식 원인(찬공기, 건조한 공기, 미세먼지, 오염공기 등) 차단하여 맑은공기 제공, 가습기능, 저항호흡. 마음안정 효과 제공

상품 후기

숨플러스를 착용하기 전에는 아토피와 천식으로 이마와 가슴 피부가 벗겨
지고 가려워 매우 힘들었으며, 천식 발작이 자주 일어나 천식 약을 항시
가지고 다녔습니다. 하지만 숨플러스를 착용하고 호흡 훈련을 한 뒤로는
아토피 증상이 거의 없어지고 천식약도 가지고 다니지 않습니다. 천식 발
작이 거의 없어졌거든요

참고문헌

-Cold exposure impairs extracellular vesicle swarm-mediated nasal antiviral
immunity Journal of Allergy 2023, Pages 509-525.e8

-Two interferon-independent double-stranded RNAinduced host defense
strategies suppress the common cold virus at warm temperature Proc Natl
Acad Sci U S A, 113 (2016), pp. 8496-8501

-Climate-related variation of the human nasal cavity Am J Phys Anthropol,
145 (2011), pp. 599-614

-Human nasal host defense and sinusitis J Allergy Clin Immunol, 90
(1992), pp. 424-430

-Mucociliary clearance—a critical upper airway host defense mechanism
and methods of assessment Curr Opin Allergy Clin Immunol, 7 (2007),
pp. 5-10

-Regulation of tight junctions in upper airway epithelium Biomed Res Int,
2013 (2013)

-Epithelium: at the interface of innate and adaptive immune responses J
Allergy Clin Immunol, 120 (2007), pp. 1279-1284

-Evidence for antiviral effect of nitric oxide: inhibition of herpes simplex
virus type 1 replication J Clin Invest, 91 (1993), pp. 2446-2452

8) 만성폐쇄성폐질환(COPD), 폐렴

폐렴 국내 사망원인 3위, COPD 세계사망원인 4위
숨플러스는 폐질환에 세계 최고라고 자부할 수 있다

2022년 사망원인통계에 따르면 국내 암발생
율 1위 및 암사망율 1위 폐암, 사망원인 3위
폐렴이며, 세계사망원인 4위 COPD이다. 폐
질환 환자가 늘어나는 가장 큰 이유는 노화
다. 폐는 외부에 노출되는 장기이므로 노화

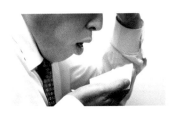

에 따라 폐기능이 떨어진다. 거기에 더해 흡연, 미세먼지, 만성질환에 의해
폐가 급속도로 나빠지면, 폐의 면역력이 떨어지고 폐질환에 노출된다. 예외는
없다. 다만 정도의 차이만 있을 뿐이다.

폐 면역력이 강한 건강한 사람은 감기, 비염 뿐만아니라 폐질환에도 잘 걸리
지 않는다. 세계보건기구(WHO)는 폐질환을 예방하기 위해서는 폐면역력
을 강하게 만들도록 권고한다. 호흡훈련은 폐 면역력을 강하게 만드는 것으
로 알려져 있다. 호흡훈련은 남녀노소, 노인 및 환자에게 건강 증진을 위한
운동 방법으로 이용되고 있다.

호흡훈련은 만성폐쇄성 폐질환자의 증상을 호전 시키고 심리적, 신체적 기능
을 향상시킴으로써 삶의 질을 향상시킬 뿐만 아니라 재입원률을 감소시키고
사망률을 낮추는 중요한 효과가 있다. 특히, 호흡근 강화 운동은 호흡관련근
육을 강화시켜 호흡의 효율성을 높이는 데 효과적이다.

많은 연구들에서 산화질소(nitric oxide,NO)는 폐고혈압, 폐기능, 섬모운동,
혈관에 매우 중요한 작용을 한다는 메커니즘이 확립되고 있다. 특히 산화

질소는 미생물 감염을 막는 인체 방어기전에 필수적인 내인성 물질이다.

한 연구에서 산화질소는 비강 및 부비동 점막층에서 지속적으로 발생된다. 그리고 코를 통한 흡기동안 공기 흐름을 따라 폐로 진입하여 폐기능, 항균작용에 기여한다고 밝혔다.

다른 연구에서는 허밍을 하면 진동이 발생되고 진동이 부비동과 비강(鼻腔) 사이의 환기를 촉진시키는 효과가 있으며, 그 결과 부비동의 산화질소 비율을 안정시보다 15배나 증가시키는 것으로 나타났다고 밝혔다.

또 다른 연구에서는 사람이 코호흡 할 때 공기가 들어오고 나감에 따라 음파 진동이 발생되고 특히 진동력은 흡기시 최고점을 찍고, 코호흡이 아닌 입호흡을 하면 진동은 사라진다. 이는 전적으로 흡기시 호흡 압력에 의존하여 진동한다고 밝혔다.

최근 연구에서는 "고저항 흡기 호흡근육"을 매일 5분씩만 단련하면 혈압이 낮아지고 혈관내피 기능이 향상되며, 지속적으로 유지된다는 새로운 연구 결과를 발표했다.

숨플러스는, 호흡훈련이 폐기능을 향상시킨다는 사실과, 코호흡으로 공기가 들어오고 나감에 따라 음파진동이 발생되고 그로인해 비강 및 부비동 환기가 촉진되어 고농도의 산화질소(Nitric Oxide, NO)가 발생되며, 산화질소는 흡기시 공기 흐름에 따라 폐로 진입하고, 연속적으로 혈압, 혈관, 폐기능에 중요한 작용을 한다는 사실과, 호흡훈련을 매일 5분씩만 훈련해도 혈압이 낮아지고 혈관내피 기능이 향상된다는 새로운 연구 결과에 근거를 두고 발명되었다. 따라서 숨플러스는 폐기능을 매우 강력하게 만든다.

상품 후기

copd(만성폐쇄성폐질환), 비염환자 입니다. 서울 아산병원 3년 다니고 있습니다. 이 병은 완치는 없고 진행을 늦추는게 최선의 치료법입니다. 항시 숨이차고 잠도 못자고 힘들었습니다. 후각도 망가져서 냄새도 못맡았습니다.

그런데 숨플러스 착용하고 좋아졌습니다. 병원에서도 치료 못했는데 기적이 일어났습니다. 숨쉬기가 많이 편해졌습니다. 이제는 살만합니다~ 기관지 확장제를 사용하지 않으면 생명유지가 안됐는데 확장제 사용 안하니 정말 좋습니다. 숨플러스는 제 생명의 은인입니다. 정말 감사합니다.

참고문헌

-흡기근육 훈련과 유산소운동의 동시적용이 심폐반응과 폐기능에 미치는 영향. 운동과학, 21(3), 373-384

-호흡훈련이 호흡능력과 폐기능에 미치는 영향. 한국체육학회지, 48(2), 849-857.

-호흡운동이 만성 뇌졸중 환자의 폐기능에 미치는 영향. 가천대학교 보건대학원

-산화질소가 미생물에 미치는 영향 및 이를 이용한 항균전략. Korean Journal of Microbiology (2014) Vol. 50, No. 2, pp. 87-94

-Nasal nitric oxide in man. Thorax 1999;54:947-952]

-Humming greatly increases nasal nitric oxide. American Journal of Respiratory and Care Medicine 2002;144-149)

-Nasal Respiration Entrains Human Limbic Oscillations and Modulates Cognitive Function. The Journal of Neuroscience, 2016 36(49):12448-12467

-Time-Efficient Inspiratory Muscle Strength Training Lowers Blood Pressure and Improves Endothelial Function, NO Bioavailability, and Oxidative Stress in Midlife/Older Adults With Above-Normal Blood Pressure. Journal of the American Heart Association. 2021;10:e020980]

숨플러스 폐기능 향상

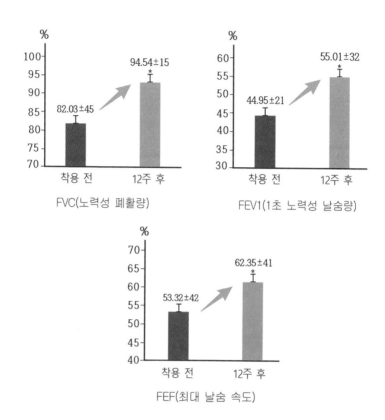

FVC(노력성 폐활량)

FEV1(1초 노력성 날숨량)

FEF(최대 날숨 속도)

본 연구의 대상자는 20~40대 건강한 여성 10명을 대상으로 12주간 수면 중, 일
상생활 중에 착용 하였으며, 매일 호흡훈련 30분간 실시하였다. 연구 대상자들
의 호흡기능은 폐활량 측정기(Pony FX MIP/MEP, Cosmed Srl, Italy)를 사용하
여 노력성 폐활량, 1초 노력성 날숨량, 최대날숨속도를 측정하였다.

노력성 폐활량(FVC)이란 최대한 빠르고 세게 공기를 들어 마신 후, 불어 낸 공
기의 양을 의미 한다. 1초 노력성 날숨량(FEV1)은 최대한도로 공기 흡입 후 가
능한 빨리, 최대한으로 끝까지 공기를 배출 하도록 한 후 1초간 내쉰 호흡량이
다. 최대날숨속도(PEF)는 전체 폐용량으로부터 최대 날숨 후에 측정할 수 있는
최대 속도이다.

9) 코골이, 수면무호흡

숨플러스를 착용하면,
코골이 및 수면무호흡은 바로 고쳐진다.

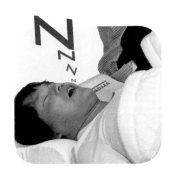

수면 무호흡은 수면 중 호흡이 멈춰 신체
에 정상적인 "산소공급이 되지 않는 질병"
으로 치매, 고혈압과 당뇨, 돌연사 등 다
양한 질환의 원인이된다.

모든병은 원인을 알아야 고칠 수 있다. 수면무호흡도 동일하다. 코골이 및 수
면무호흡 원인은 구조적 원인(혀 및 목젖의 크기, 비만 등) 과 병태 생리적 원
인(노화, 폐활량 감소, 호흡근 약화, 뇌의 각성정도)이 있다. 구조적인 문제는
10~20%이고 대부분 원인은 병태 생리적인 문제로 발생된다.

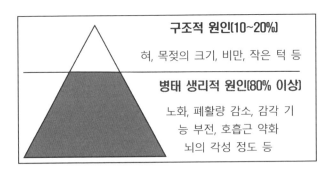

구조적 원인(10~20%)
혀, 목젖의 크기, 비만, 작은 턱 등
병태 생리적 원인(80% 이상)
노화, 폐활량 감소, 감각 기
능 부전, 호흡근 약화
뇌의 각성 정도 등

그동안 수면호흡장애 환자에서 겉으로 보이는 구조적인 문제(10~20% 해당)를
해결하려고 현대 치료법들 즉 양압기, 구강내 장치 등 어떤 것도 치료효과, 안
정성, 순응도를 만족하는 치료법은 없다.

수면호흡장애를 치료하기 위해서는, 겉으로 보이는 구조적인 문제와 병태 생리적인 문제가 (2~4가지 이상 복합)되어서 발생되기 때문에 구조적 접근 뿐만 아니라, 병태 생리적 접근을 고려해야만 한다. 최근 애리조나대 의대 연구팀은 수면무호흡증 환자에게 호흡훈련을 실시한 결과 코골이가 줄고 숙면을 취한다는 사실을 확인했다. 뿐만아니라 수면호흡장애에 있어서 상기도 근육 및 호흡운동치료 효과는 이미 많은 논문에서 충분히 검증됐다. 특히 대한민국에서도 관련 논문들을 근거로 "신의료 기술"로 채택되었다.

그럼에도 불구하고, 환자뿐만아니라 의사들도 상기도 및 호흡근 운동의 중요성을 모르고 있다. 상기도 및 호흡근 기능 향상, 수면의 질 향상을 위해 필수적으로 숨플러스를 착용해야 한다. 숨플러스는 구조적인, 병태 생리적 접근으로 발명된 신기술이므로 치료효과가 탁월하다.

참고문헌

-상기도 근기능 운동, 신의료기술평가보고서, HTA-2017-32, 616.209 -17-2

-폐쇄성 수면 무호흡증 병인 및 기전. Sleep Medicine and Psychophysiology 2005 ; 12(2) : 105-110

-상기도 폐쇄 병태생리 Korean J Otorhinolaryngol-Head Neck Surg 2020;551-7

-Inspiratory Muscle Training Improves Sleep and Mitigates Cardiovascular Dysfunction in Obstructive Sleep Apnea. Sleep, 2016, Pages 1179–1185,

-Punjabi NM. The epidemiology of adult obstructive sleep apnea, Proceedings of the American Thoracic Society, 2008, vol. 5 (pg. 136-43)

-Allevi F, Rabbiosi D, Colletti G, Felisati G, Rezzonico A, Ronchi P, et al. Extensive rhabdomyoma ofthe head and neck region: A case report and a literature review. Minerva Stomatol. 2013;62(10):387-95.

-Brown MS, Okada H, Valiathan M, Lakin GE. 45 Years ofsimultaneous le Fort III and le Fort i osteotomies: A systematic literature review. Cleft Palate Craniofac J. 2015;52(4):471-9.

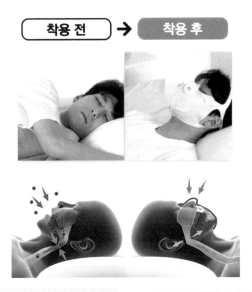

착용 전 → 착용 후

코골이, 구강건조, 수면무호흡　　코골이, 구강건조, 수면무호흡
방지

상품 후기

코골이 때문에 와이프에게 고통을 주고 있는 1인입니다. 병원도 가보았지만 무슨 수술을 하면 좀 낫다고 하는데 겁도 나고 비용도 만만치 않습니다. 숨플러스를 쓰고 자는데 처음 몇일은 당연히 답답했습니다. 대자로 누워 입벌리고 미친듯이 자는 스타일인데 그게 안되니...::그런데 이제는 적응되니 괜찮습니다. 단순함 속에 진리가 숨어있다고나 할까? 마스크를 쓰고 있으니 당연히 코는 골 수 없는 거고, 코로 숨쉬니 천식도 좋아지고 있습니다. 개인적으로 더욱 마음에 드는 건 겨울이라 건조한데 자는 동안 보습이 되니 피부가 겁나 좋아졌습니다. 코골이 없애 보려고 비싼 라텍스 매트리스랑 베개도 사고, 약도 먹어보고 운동도 하고 다 해봤는데 숨플러스가 best 입니다.

수면무호흡 개선

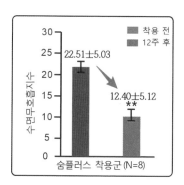

최저 산소포화도 향상

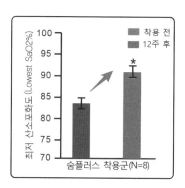

수면호흡장애의 큰 문제는 "저산소증" 이다. 수면 중 저산소증은 피로, 각종 암, 고혈압, 당뇨, 불면증, 혈관질환 위험을 증가시킨다는 것은 이미 잘 알려져 있다. 산소섭취 여부를 가장 잘 나타내는 지표가 "최저 산소포화도" 이다. 최저 산소 포화도 90% 이상 유지하는 것이 중요하다. 8명 훈련군 대상으로 숨플러스 착용 12주 후, 수면무호흡지수는 감소하고, 최저 산소포화도는 평균 87%에서 92%로 유의미하게 향상됐다.

10) 최고의 수면, 꿀잠

숨플러스를 착용하면,
수면호흡장애가 개선되고 꿀잠을 잡니다

-잠을 쉽게 못 주무시나요?

-자다가 중간에 깨지 않나요?

-잠을 자도 피곤한가요?

-악몽을 꾸거나 꿈을 많이 꾸나요?

-입이 마르거나 목이 불편한가요?

-아침에 가볍게 일어나고 싶은가요?

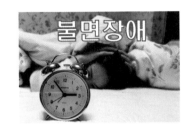

수면은 건강과 인생을 바꿀 정도로 중요한 문제다. 활기차고 건강한 삶을 위한 수면건강은 선택이 아닌 필수 조건이다. 질 좋은 수면을 자기 위해서는 "호흡과 산소"가 중요한 역할을 한다.

불면장애는 여러 요인으로 인해 발생한다. 노화, 만성질환, 하지불안증후군, 항우울제, 카페인, 우울증, 불안 등과 비염, 폐질환 등 호흡기 질환, 코골이, 수면무호흡, 구강호흡 등 다양한 원인이 있다.

전문가들은 불면증을 약으로 치료하려는 생각 자체가 위험한 발상이라고 지적한다. "약은 잠이 오지 않을 때 순간적으로 수면을 유도할 뿐이며, 수면제 의존성이 높아지는 것은 물론, 불면증 역시 악화될 수 있고, 약으로 인한 부작용으로 인해 다른 질환의 원인이 될 수 있으므로 "불면증 치료는 잠을 못자는 원인을 파악·제거하고 생활습관을 교정하는 것이 먼저다"라고 강조한다.

'깊은 숨'을 쉬세요! '심호흡'은 수면의 질을 향상시킵니다.!

양질의 수면을 좌우하는 핵심은 호르몬이다. 특히 수면 호르몬이라 부르는 멜라토닌이 잘 분비되어야 잠을 깊이 잘 수 있다. 숨플러스는 '숨'에 답이있다는 것을 깨닫고 세계최초로 개발된 마스크이다. 숨플러스의 과학적인 원리는 세로토닌과 멜라토닌 호르몬에 있다. 숨플러스 착용 후, 심호흡은 마음을 안정시키는데 매우 효과적이다. 이때 행복 호르몬인 세로토닌 호르몬 분비를 늘린다. 세로토닌은 멜라토닌 분비를 촉진하므로 입면 시간이 짧아지고 깊은 잠을 자게 된다. 수면 호흡법으로 알려진 478 호흡법 등은 이런 원리를 이용한 호흡법이다.

또 숨플러스는 불면증의 원인인 스트레스를 풀어주고 비염, 충농증 등 호흡기 질환 및 코골이, 수면무호흡에 탁월한 효과가 있다는 것을 10년 동안의 임상을 통해 입증했다.

상품 후기

너무 심한 불면증이라 과연 될까 고민만 하다가 요번에 큰 마음 먹고 주문했는데 와~ 진짜 놀랍네요. 평소 잠들기도 힘들고 많이 자봐야 2~3시간인데 숨플러스 착용하고 잠자리에 들어서 딱 10분 심호흡 운동하고 잠들었는데 4시간은 푹잡니다~ 약 복용 안한지도 한달 넘었어요. 정말 그동안 망설였던게 속상할 정도로 정말 놀랐습니다. 그리고 이번 명절때 아들 만나면 아들이 코골이가 심한데 강력히 추천해서 사용해 보라고 권유할 생각입니다. 저처럼 오랫동안 숨플러스를 살까 망설이고 계신 분이 있으실 것 같아 망설이다 힘든 세월만 보내지 마시고. 일단 사용해 보시라고 말씀드리고 싶네요~

참고문헌

-수면 호흡 생리, 수면·정신생리 16(1): 22-27, 2009

-수면 중 호흡의 조절, 수면·정신생리 6(1): 19 6(1): 19-25, 1999

-코질환과 수면무호흡증, 수면·정신생리 11(1): 17-21, 2004

-폐경과 수면관련 호흡장애, J Korean Soc Menopause 2012;18:1-5

-만성폐쇄성폐질환과 수면장애, 수면·정신생리 27(1): 8-15, 2020

-스트레스와 성격요인이 수면에 미치는 영향, 수면·정신생리 10(1): 32-38, 2003

-수면호흡장애와 대사적 기능장애. 수면·정신 생리 2005;12:17-22

-여가활동이 수면장애 노인의 우울, 자존감, 수면의 질에 미치는 영향,
대한지역사회작업 치료학회지 2019, 15-24

-Effects of mouth opening on upper airway collapsibility in normal sleeping
subjects. Am J Respir Crit Care Med 1996;153:255-259

-apnea and nasal resistance in men and women. J Otolaryngol 1991;20:57-61

-Estimation of the clinically diagnosed proportion of sleep apnea syndrome
in middle-aged men and women. Sleep 1997;20:705-706

-Posture and the nasal cycle. Ann Otol Rhinol Laryngol 1986;95: 233-237

-Respiratory muscle training improves hemodynamics, autonomic function,
bar oreceptor sensitivity, and respiratory mechanics in rats with heart failu
re, J Appl Physiol, 2011, vol. 111 (pg. 1664-70)

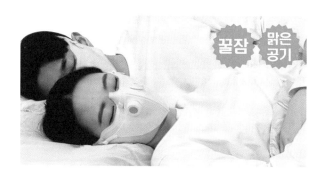

꿀잠 맑은 공기

실험으로 입증된 숨플러스 수면건강(%) 효과

숨플러스 착용 **전**

• 대상: 50대 초반(여)

•수면점수: **76**

• 특징: 입면 시간이 길고 깊은 잠 부족

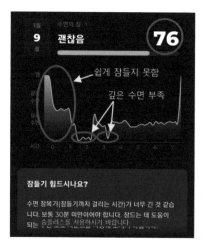

숨플러스 착용 **후**

•수면점수: **90**

• 특징: 입면 시간이 짧아졌고, 깊은 잠

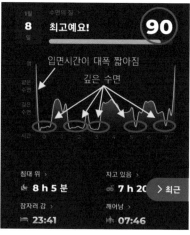

기상시 머리맑기 변화율(%)

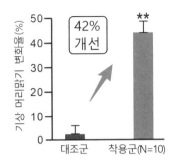

총 수면시간 변화율(%)

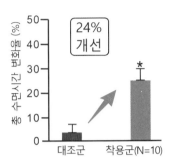

입면시간 변화율(%)

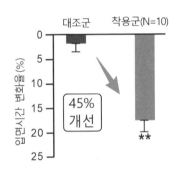

구강건조 변화율(%)

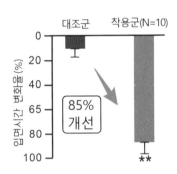

<실험방법>

본 연구의 대상자는 50~80대 수면 불편함을 호소하는 남/여 20명을 대상으로 12주간 10명은 대조군 10명은 실험군으로 무작위 배치했다. 착용군은 수면중, 일상생활 중에 착용하도록 했다. 모든 대상자들은 실험 전과 12주 후 수면 설문지를 이용해 수면 변화율 측정하였다. 대조군은 변화가 없었지만 실험군은 총 수면시간, 입면시간, 기상시 머리맑기, 구강건조 변화율이 유의미하게 개선됐다.

11) 구강건조(입마름), 목건조

숨플러스는 구강건조, 목건조, 턱관절 통증에도 뛰어난 효과가 있다.

60세 이상 90%는 입이 반쯤 벌어진 상태로 잠을 잔다. 이렇게 입이 벌어지면 수면 중 산화질소 생성이 어렵고, 외부 공기가 그대로 유입되어 입안 온도가 내려간다. 또한 입안이 마르고 세균이 쉽게 번식한다. 그에 따라 입냄새, 충치, 풍치, 치주질환 등 구강질환이 쉽게 발생한다.

실제로 염증을 일으키는 잇몸은 혈액순환이 나빠 건강한 잇몸과 비교해 잇몸 온도가 낮은 것으로 알려져 있다. 잇몸을 따뜻하게 하면, 치주질환과 입마름 치료에 효과적이다.

입마름 주 원인은 노화다. 평소 불안, 우울감을 자주 느끼는 사람의 경우에는 타액 분비에 영향을 미쳐 평소보다 침 분비량이 적어지면서 구강건조가 생길 수 있다. 약물복용으로 인한 부작용 때문에도 생긴다. 고혈압, 당뇨, 항우울제 등의 다양한 약물에 의해서도 입마름이 생길 수 있다.

침(타액)에는 구강세균을 제압하는 각종 항균, 살균 성분이 들어있다.

　-구강세균의 세포벽 합성을 억제하는 리소자임,
　-구강세균의 물질대사를 방해하는 락토페린,
　-구강세균에 달라붙어 구강세균을 무력화시키는 면역글로블린

치주질환과 입마름을 예방하기 위해서는 수면 중에도 코로 숨을 쉬어야 한다. 우리는 의식하지 않은 채 숨을 쉰다. 그러다보니 수면 중 입이 벌어진다는 사실을 인식하고 있는 사람은 거의 없다.

숨플러스는 구강건강에 많은 도움을 준다. 입 벌어짐을 방지하고, 가습, 가온 호흡환경을 제공해 편안한 코호흡을 도와준다. 또 침 분비가 증가한다. 나아가 턱을 좌/우 균일하게 전체적으로 감싸 받쳐주므로 입안 온도 유지에 탁월하고, 잇몸건강, 턱관절 통증에도 뛰어난 효과가 있다.

상품 후기

저는 몰랐는데 잠잘때 남편이 입을 벌리고 잔다고 해서 깜짝 놀랐습니다. 그래서 그런지 입도 마르고 입냄새도 심해 고민하던 중 숨플러스를 알게 되었습니다. 여러가지 효과가 있다고 해서 믿고 구매했습니다. 입 벌어짐을 막아주고 침 분비도 잘되니 입마름이 바로 사라졌어요. 목도 촉촉해집니다. 제품 넘 만족합니다.

참고문헌

-A Study on the Health Status and Oral Health-Related Quality of Life in the Elderly Patients with Long-Term Care(2014)

-The effect of xerostomia on perceived oral health among elderly people wearing dentures. pp. 438(2006)

-Knowledge of oral health and its predictors in nursing staff of long-term care institutions. pp. 428(2008)

-Oral health care in older people in long term care facilities: A systematic review of implementation strategies. Vol. 50. pp. 569

-Relationship between stressful situations, salivary flow rate and oral volatile sulfur-containing compounds,(2002)

-Fairbanks DN. Predicting the effect of nasal surgery on snoring: A simple test [letter]. Ear Nose Throat J 1991;70:50-52

12) 공황장애, 불안장애

공황장애는 숨과 관련이 있다.

숨과 정서의 관계는 매우 긴밀하다. 인간은 불안을 느낄 때 호흡방식이 변한다. 긴장이나 분노가 생기면 숨은 빠르고 거칠며 불규칙이 되고 정서적으로 초조와 불안감을 느끼게 된다.

공황장애는 호흡과 관련이 있다. 공황장애 환자의 약 70%는 호흡에 문제를 갖고 있다. 공황장애와 과호흡 증후군의 증상은 매우 비슷하다. 심계항진, 숨이 참, 어지럼증, 흉부통증, 마른 입, 손 떨림, 땀분비, 무기력, 피로 등 공통적인 증상이다.

공황장애나 불안장애는 호흡과 관련된 병이기 때문에 호흡 방식을 개선하는 것만으로도 그 증상을 고칠 수 있다. 호흡훈련이 공황장애와 불안장애의 발병 빈도와 그 정도를 완화시켰다는 사실은 여러 연구를 통해 밝혀졌다.

한 연구에서는 공황장애를 겪고 있는 사람37명을 대상으로 매주 1회, 총 5주 과정으로 호흡훈련을 진행했다. 연구자는 실험 대상자들에게 과호흡이 어떻게 공황장애에 영향을 끼치는지를 알려주었다. 그리고 5주, 2개월, 1년으로 나누어 공황 정도, 불안지표, 공포증 등 다양한 지표들을 기록했다. 1년 후에 나타난 결과는 매우 놀라웠다. 훈련 후에도 29%는 증상이 크게 개선되지는 않았지만, 무려 71%에 달하는 환자들은 1년 내에 공황장애가 재발하지 않았다.

연구자들은 공황장애를 가진 사람이 호흡운동을 꾸준히 실시하면 뇌의 민감도를 낮출 수 있어 공황발작 횟수를 줄일 수 있다는 것이다. 호흡으로 뇌와 자율 신경계가 안정되어 심리적 정신적인 장애를 통재할 수 있으며, 갖가지 크고 작은 통증에서도 벗어날 수 있다

상품 후기

최0식은 어느날 갑자기 심장이 갑자기 터질 듯 뛰고 곧 죽을 것 같은 공포감이 밀려왔다. 건강했던 몸에 무슨 큰병이라도 걸린건 아닌지 무서운 생각이 들기 시작했다. 병원에서 심전도, 흉부 엑스레이, 심장 CT, MRI, 혈액검사 등 많은 검사를 받았지만 정상으로 나왔다.

하지만 죽을 것 같아 잠을 못잤다. 심방세동도 발생했다. 혈압은 수축기 혈압이 160mmHg 이상으로 높았고, 쉽게 피로했으며, 눈이 건조하고, 두통, 설사, 잦은 불면증에 괴로워 했다. 이렇게 살다가 곧 죽을 거 같아 호흡의 중요성을 깨닫고 많은 돈과 시행착오를 딛고 숨플러스를 개발했다. 호흡근 운동과 횡격막 운동을 꾸준히 한 결과 명치에 답답함이 없어졌고, 불안증세가 사라졌으며 심폐기능이 향상됐다. 면역력도 크게 좋아져 9년 동안 감기 한번 안걸렸다.

참고문헌

-Chen YF, Huang XY, Chien CH, Cheng JF.　The effectiveness of diaphragmatic breathing relaxation training for reducing anxiety. Perspect Psychiatr Care. 2017; 53:329-336.

-Mastery of your anxiety and panic. (3rd ed.). USA: Graywind Publications. Barlow, D., & Craske, M.(2010)

-Dismantling cognitive-behavioral treatment for panic disorder: Questioning the utility of breathing retraining. Journal of Consulting & Clinical Psychology(2000)

-Autonomic Balance Revisited : Panic anxiety and Heart Rate Variability. Journal of Psychosomatic Research. 1998 ; 44(1) : 131-151.

-Assessment of the primary effect of aging on heart rate variability in humans (2000)

13) 다이어트

정말 호흡만으로 살이 빠질까?

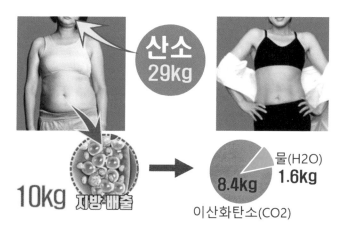

10KG을 감량 할려면?

$$C_{55}H_{104}O_6 + 78O_2 \rightarrow 55CO_2 + 52H_2O$$

산소 29kg

10kg 지방 배출

물(H2O) 1.6kg

8.4kg 이산화탄소(CO2)

"
운동도 하고 덜 먹는데 왜 살이 안빠지는 걸까?
어렵게 뺀 살은 왜 금방 다시 찌는 걸까?
"

비만은 기본적으로 에너지 섭취가 에너지 소비량보다 많아 과잉 에너지가 지방 조직에 체지방으로 축적되는 현상이다. 비만은 생체 내의 에너지 대사와 밀접한 관련을 갖기 때문에 '호흡'에 대한 지식은 살을 빼는데 매우 중요하다.

KBS 생로병사 제작팀은 호흡만으로 살이 빠지는지 검증했다. 비만이라고 생각하는 10명을 모집해 올바른 호흡법을 가르쳤다. 실험 조건은 현제 생활습관을 그대로 유지하고 하루 30분씩 복식호흡을 하는 것이다. 식사량도 유지됐다.

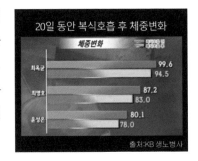

정말 호흡만으로 살이 빠질까?

20일 후 10명 중 7명에게서 체지방과 체중감소의 결과를 얻었다. 가장 큰 효과를 본 참가자는 체지방이 무려 6.3%가 줄었다. 체중은 5.1 kg 감소한 사람도 있었다. 이것은 기대 이상의 결과였다.

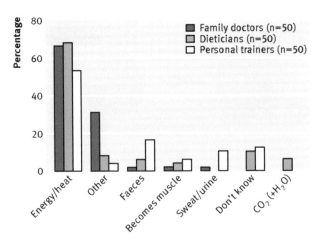

최근 최고권위 의학학회지 영국의학저널(THE BMJ)은 이를 증명하는 연구결과를 내놨다. 영국의학저널(THE BMJ)은 "의사, 트레이너, 영양사 등 150명에게 " 살이 빠지면 지방은 어디로 가나요?" 설문조사를 진행한 결과, "대부분의 전문가들은 지방은 에너지 또는 열로 전환된다고 답했다. 또 나머지 대부분도 잘못된 지식을 갖고 있었다"고 밝혔다.

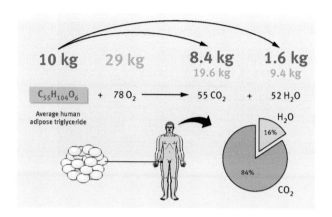

When somebody loses 10 kg of fat (triglyceride), 8.4 kg is exhaled as CO2.
The remainder of the 28 kg total of CO2 produced is contributed by inhaled
oxygen. Lungs are therefore the primary excretory organ for weight loss.

대부분의 지방은 숨을 쉬는 과정에서 산소로 분해되어 이산화탄소 (CO2)로 전환되고, 폐를 통해 공기중으로 빠져 나간다

다이어트를 할려면 "유산소 운동"을 하라고 한다. 우리는 호흡할 때 산소를 섭취하고 이산화탄소를 내보낸다. 산소가 들어와서 지방을 분해해 탄소를 잡아 나가는 방식이다. 중강도 이상 유산소 운동을 하면 숨이 가빠진다. 이때 우리 몸에서는 매우 흥미로운 일이 벌어진다. 숨이 가빠지면 자연스럽게 심호흡, 저항호흡을 하게된다. 그러면 폐를 전체적으로 사용한다. 폐에서는 환기량이 증가하게 된다. 심장 박동수가 빨라지고 혈관이 확장되며, 몸 구석구석 지방세포에 더 많은 산소가 공급된다.

실험결과 안정시 대사량 역시 일반호흡보다 복식호흡, 저항호흡을 했을 때 2배 이상 칼로리 소모량이 많아진다. 즉, 복식호흡을 하는 것이 칼로리 소모량을 늘려 살빼는데 도움이 된다.

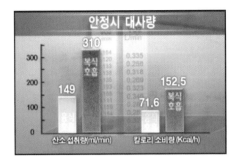

숨플러스를 착용하고 잠을 자고, 운동을 하자! 잠자기 전에 숨플러스를 착
용하고 횡격막 호흡(복식호흡)을 10분 정도 하면 금상첨화다.

숨플러스를 착용하면 자연스럽게 복식호흡, 저항호흡을 하게된다. 잠자는
동안에 기초대사 즉, 심장이 움직이고, 호흡하고, 소화하는 등에 사용되는 에
너지는 대략 450칼로리이다. 30분 힘들게 운동해서 소비하는 칼로리를 잠자
면서 소비하게 되는 것이다. 이보다 확실하고 안전한 방법이 있을까? 특히
뱃살관리에 너무 좋다

참고문헌

-When somebody loses weight, where does the fat go? BMJ 2014;349:g7257

-Hirsch J, Farquhar JW, Peterson ML, Stoffel W. Studies of adipose tissue in man.
A microtechnic for sampling and analysis. Am J Clin Nutr1960;8:499-511.

-Ainsworth BE, Haskell WL, Herrmann SD, Meckes N, Bassett DR, Jr, Tudor-Loc
ke C, et al. 2011 Compendium of physical activities: a second update of codes
and MET values. Med Sci Sports Exerc2011;43:1575-81.

-Lifson N, Gordon GB, Visscher MB, Nier AO. The fate of utilized molecular oxy
gen and the source of the oxygen of respiratory carbon dioxide, studied with
the aid of heavy oxygen. J Biol Chem1949;180:803-11.

상품 후기

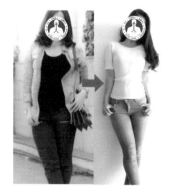

살빠지는 원리를 아니까
다이어트가 쉬웠어요

살이 빠지는 원리를 정확히 인지 후,
숨플러스 착용하고 운동하고 잠을
자니까 다이어트가 가장 쉬웠어요.

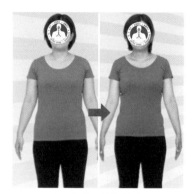

얼굴이 가름해지고
동안 피부로 바뀜

호흡으로 다이어트가 될까 의심했지만
효과가 좋았어요. 또 피부가 좋아지니
주위에서 성형했냐고 의심하네요.

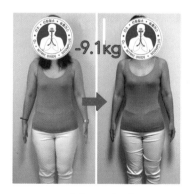

9kg 감량, 꿀잠 자요~

맑은공기 섭취하면서 운동하니까 넘
좋아요. 나의 수면 필수품!

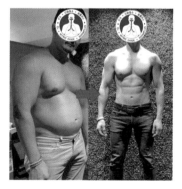

몸은 좋아지고, 비염은 사라지고

운동할 때 호흡이 가장 중요하잖
아요. 그래서 꼭 숨플러스 착용해
요. 몸이 좋아지니 20년된 비염이
사라졌어요.

14) 동안피부 효과 100%

"눈가에 주름이 생겼다."

"피부가 거칠어 졌다."

"기미, 잡티가 생겼다."

"모공이 크다."

"피부가 탄력이 없고 처진다."

얼굴에 이런 피부질환이 생겼을 때 당신은 어떻게 하는가?

기능성 화장품, 값비싼 명품 화장품을 거금 들여 구입해 사용해 봐도, 왜 그 때 뿐일까? 그것은 피부에 대한 근본 대책이 아니기 때문이다. 문제의 열쇠 는 늘 기본에 있고 처음에 있다. 피부 문제도 이와 같다. 몸이 건강해지고 젊어지면 피부는 당연히 맑고 투명한 피부로 바뀐다.

숨플러스를 꾸준히 착용하라!! 피부는 무조건 좋아진다!!

자! 이제부터는 숨플러스가 당신의 피부를 어떻게 어린 피부로 만들어 주는 지 설명하겠다. 피부 관리에서 가장 중요한 점은 "피부가 좋아하는 환경을 만들어줘야 한다." 이것이 피부 관리의 가장 중요한 포인트이다. 여기서는 피부가 좋아하는 환경을 간단히 요약하면 다음과 같다.

'수면, 산소, 보호, 리프팅, 촉촉보습' 이 그것이다.

숨플러스를 착용하면,

- 꿀잠을 잔다.
- 의료용 실리콘하이드로겔 특수소재로 만들어져 피부가 필요로 하는 산소 100%를 공급해 준다.
- 자외선, 먼지, 유해물질로부터 피부를 보호해 준다.
- 피부에서 발산되는 습기를 붙잡아 고보습 기능을 제공한다.
- 코르셋처럼 중력에 대항하여 리프팅 기능을 제공한다.

숨플러스는 꿀잠, 산소, 고보습, 보호, 리프팅의 상호 보완적이고 협동적인 메카니즘이 작동하여 당신의 얼굴과 피부를 보기 좋은 얼굴로 교정해 줄 것이다.

성형수술은 막대한 부작용이 발생될 수 있다. 하지만 숨플러스는 부작용은 전혀 없다. 그리고 그 효과는 성형수술보다 뛰어나다. 장담할 수 있다.

참고문헌

- Maciej Stawny. Cellular senescence in skin-related research: Targeted signaling pathways and naturally occurring therapeutic agents. Aging Cell. 2023 Jun; 22 (6): e13845. 2023

- Michele Leonardi. The Skin Interactome: A Holistic "Genome-Microbiome-Exposome" Approach to Understand and Modulate Skin Health and Aging. Clin Cosmet Investig Dermatol. 2020; 13: 1021-1040. 2020

- Chambers, E. S. Skin barrier immunity and ageing. Immunology, 160, 116-125. 10.1111/imm.13152. 2020

상품 후기

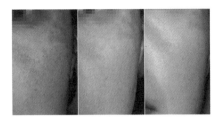

출산 후 피부가 거칠어지고 기미가 올라와 고민이 많았어요. 숨플러스는
나의 이런 고민을 단번에 해결해 주었어요. 아침에 일어나면 피부가 보들
보들 느낌이 너무 좋아요~

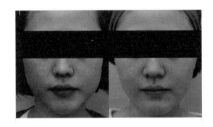

숨플러스를 착용하면 마음이 안정되고 편안해져요~ 전 이 느낌이 너무
좋아요. 얼굴 붓기도 쑥 빠지고 얼굴도 갸름해 집니다^^~~

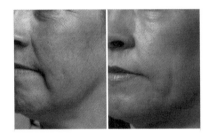

50대 후반 입니다. 인상과 피부가 중요해서 숨플러스로 관리합니다.
볼, 눈가, 팔자주름이 많이 옅어졌어요. 회춘하고 있어요^^

15) 산소공급시스템(심장, 폐, 혈관, 혈액) 및 운동효과 100%

호메시스(hormesis) -내몸에 존재하는 100명의 명의

"호메시스(hormesis)란? 적당한 스트레스가 우리 몸의 기능을 향상시킨다"
는 의미로 몸 속에 100명의 명의 즉, "자연 치유력"을 이야기하는 것이다.
나이 들수록 산소공급시스템 기능 약화로 만성질환은 늘어가지만, 현대 의
학으로 치료하지 못하는 병이 많음을 깨닫는다. 때문에 자연 치유력인 호메
시스를 작동 시켜야한다. 그러면 산소공급시스템이 향상된다. 산소공급, 수
면의 질이 향상되며 면역력도 강력해진다. 몸이 10년 젊어지는 것이다. 호
메시스를 작동시키는 가장 효과적인 방법은 "유산소 운동"이다.

운동 중에는 많은 산소가 필요하다. 필요 산소량이 증가하면, **입호흡을 하게
된다. 입호흡은 비염, 천식의 원인이 된다. 또 벤투리 효과로 기도가 좁아지
고 건조해진다. 이때 미세먼지가 폐 깊숙하게 침투한다. 당연히 폐암, 폐질
환, 심장질환에 노출될 위험은 높아진다.** 운동이 독이 될 수도 있는 것이다.

엘리트 선수들이 심혈관계 건강과 운동능력을 향상시키기 위해 사용하는 방
법이 "고지대 훈련"이다. 고지대에 사는 사람들이 더 건강하게 장수한다는
사실은 이미 충분히 알려져 있다. 고지대는 산소 대기압이 감소하는데, 인체
는 산소공급시스템 및 적혈구 기능을 향상시켜 이러한 환경에 대응한다. 산
소공급시스템이 향상 된다는 것은 근육과 기관으로 산소 전달이 증가해 운동
능력이 향상한다는 것이고 피로를 유발하는 젖산 수치가 감소한다는 뜻이다.

"자연 치유력 즉, 호메시스를 작동하는 방법으로, 고지대 훈련처럼 "코호흡,

저항호흡" 으로 운동시간 동안 "산소를 덜 흡입하는 상태에 의도적으로 자신을 노출" 시키는 것이다. 이렇게 하면 산소공급시스템 및 운동효과가 향상된다. 또 산소를 운반하는 신체 능력이 향상되고 최대산소섭취량(Vo2 Max)이 증가한다.

운동할 때 숨플러스를 착용하자.

숨플러스는 운동으로 인해 산소 필요량이 증가 하게 되면, 코 통로와 기관지 확장을 통해 산소량을 충족시킨다. 또 오염공기, 미세먼지를 차단해 코호흡, 편안한 호흡, 저항호흡 환경을 제공한다. 숨플러스만의 세계최초발명특허 기술이 적용된 최적의 호흡환경은 "호메시스"를 작동시킨다.

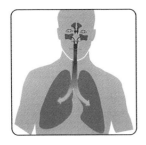

또 강력한 혈관 확장제인 "산화질소(NO)" 생성을 촉진시킨다. 그림에서 처럼, 산화질소는 "코"에서 생성되어 흡기시에 기도를 따라 폐에 진입하고, 이어서 전신으로 퍼져나간다. 이로인해 효율적으로 산소를 전신으로 공급할 수 있다.

숨플러스는 당신을 1,000미터 위로 붕 띄우는 간단한 기술을 사용해서 산소공급시스템(심장, 폐, 혈관, 혈액) 기능에 엄청난 효과를 가져다 준다. 건강을 관리하기 위해 운동을 하는 사람이든, 효율적으로 살을 빼고자 하는 여성이든 또는 승폐를 가리는 전문 선수든 마찬가지다.

당신은 숨플러스를 통해 산소와 인체의 중요한 관계를 알게 될 것이다. 건강과 다이어트, 체력을 향상시키기 위해서는 근육, 기관에 더 많은 산소를 전달해야 한다. 그러면 곧 건강과 체력이 향상되었음을 발견하게 된다. 필자는 2015년부터 아마추어, 프로 선수들이 숨플러스를 착용하고 훈련한 결과 운동능력이 엄청나게 향상되는 것을 목격해왔다. 당신이 숨플러스를 착용하고 건강이 향상되면 친구, 지인, 가족에게 추천해 주길 바란다.

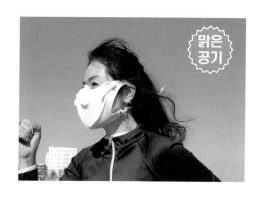

숨플러스 필터 시스템은
두툼한(Bulky) 특성을 활용하여
심층여과(Depth Filtration) 기능을 구현하다.
또한 수분의 인력을 이용하여 흡착 및 가습기능을 제공한다

물수건 사용 화재 대피 훈련

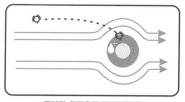

물분자 인력으로 미세먼지 흡착

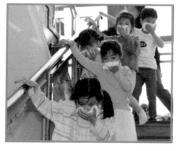

사람은 호흡과정에서 수분이 발생되고, 수분은 코를 통해 배출되어 "필터"에 맺히게 된다. 전 세계 소방국은 화재시 손수건이나 옷에 물을 묻혀 코와 입을 막고 대피하라고 권하는데, 수분은 먼지뿐만 아니라 독성물질까지도 걸러주기 때문이다.

필터 시험성적서

FITI

(28115) 충북 청주시 청원구 오창읍 양청 3 길 21
Tel : 043-711-8875/8851 Fax : 043-711-8804

TEST REPORT

● ● ●

의 뢰 자 : 숨플러스
주　　소 : 서울특별시 성동구 왕십리로 222(사근동) 지하 2 층,
　　　　　B234 호(한양대학교 창업보육센터 내 HIT 관)
품　　명 : 부직포
의뢰자제시시료명 : PPL 20

접 수 번 호 : M271-20-03951
발 급 일 자 : 2020-03-30
용　　도 : 품질관리용
쪽 번 호 : 1/2

2020-03-24 일자로 의뢰하신 시료에 대한 시험결과는 아래와 같습니다.

■ 시 험 결 과 ■

01. 필터투과율 (BS EN 143 : 2000) : %

	#1
투과율	4.3
효율	95.7

주) 시험장비 : filter tester (Lorenz FMP03)
　　에어로졸 형태 : 파라핀 오일
　　에어로졸 평균 입자 크기 : 0.44 μm
　　에어로졸 농도 : (20 ± 5) mg/m³
　　유량 : 45 L/min
　　측정 횟수 : 1 회
　　표준요구수량 미만 제시
　　측정 시간 : 30 s
　　제시 상태만 측정하였음.
　　효율(%) : 100 - 투과율(%)

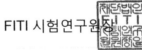

초미세먼지(0.44μm)
95.7% 차단!

** 시험 결과 기록 완료 **

FITI 시험연구원장

상품 후기

65세 남 박 O 만

불면증 때문에 고생하다가 숨플러스를 알게 되었습니다. 착용하고 운동을 하면 그날은 정말 잠이 잘와서 너무 좋습니다. 등산, 걷기를 할때 숨플러스를 착용하고 하면 숨을 깊게 쉬게 되서 산소전달이 잘되는거 같습니다. 저도 이런 원리를 아니까 아! 이게 정말 대단한거구나.. 를 깨달은 거죠

58세 여 김 O 연

숨플러스 ..처음에는 잠잘때만 사용했는데, 한번 쓰고 운동해보니 피부가 탱글탱글 촉촉해져서 깜짝놀란 이후로 계속 사용합니다. 실리콘이 피부를 보호해주니 외출시 자외선 크림도 필요없고 미세먼지 걱정 안해도 돼 너무 좋아요. 시간내고 돈들여서 피부과 가는거 보다는 낳겠다 싶어서 이제는 꼭 쓰고 합니다. 내 운동 동호회 사람들이 내가 점점 좋아지는걸 보더니 다들 단체 주문해서 같이 사용하고 있습니다.

참고문헌

-Qihan Zhang, Intermittent Hypoxia Conditioning: A Potential Multi-Organ Protective Therapeutic Strategy. Int J Med Sci. 2023; 20(12): 1551-1561.

-Sung-Woo Kim, Exercise intervention under hypoxic condition as a new therapeutic paradigm for type 2 diabetes mellitus: A narrative review. World J Diabetes. 2021 Apr 15; 12(4): 331-343.

-Gunhan K, Zeren F, Uz, U, Gumus B, Impact of nasal polyposis on erectile dysfunction, American Journal of Rhinology and Allergy 2011 Mar-Apr;25(2):112-15.

-Roizen MF, Oz MC, You on a Diet Revised, The Owner's Manual for Waist Management, Collins, 2008.

-Chang HR, Nitric Oxide, the Mighty Molecule: Its Benefits for Your Health and Well-Being. Mind Society, 2012

16) 키성장

숨플러스는 키성장에 도움을 줍니다

비염, 호흡기 질환, 코골이, 입호흡은 키성
장에 직접적인 영향을 준다. 이러한 것들이
키 성장을 방해하는 첫 번째는 바로 "꿀잠
을 방해" 하는 것이다. 키성장에 중요한 역
할을 하는 성장 호르몬은 꿀잠을 잘 때 나
오게 되는데, 나쁜 것들로 인해 뇌에서 산
소 이용도가 저하되고, 또 꿀잠을 방해하
기 때문에 "성장호르몬"의 분비가 줄어들게 된다.

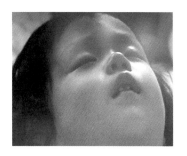

또 키 성장에 중요하게 영향을 끼치는 것 중의 하나가 바로 "숨의 힘"이다.
숨쉬기는 에너지를 몸 구석구석까지 보내고, 또 쌓인 노폐물을 몸 밖으로

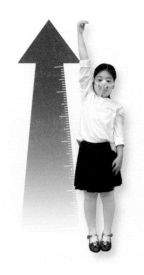

내보내는 역할을 한다. 이런 나쁜 것들은 이런 숨의 힘을 방해한다. 그리고 숨쉬기에 많은 에너지를 쏟게 되고, 정작 성장에 필요한 에너지로 가는 것을 방해하게 된다.

국내 대학 병원에서는 3~9세의 아동을 대상으로 입호흡 비율을 조사한 결과, 370명의 피 실험자 가운데 55%가 입호흡을 한다는 사실을 발견했다. 입호흡을 하는 아이들은 얼굴, 턱, 치열에 부정적인 영향을 미친다. 치열이 삐뚤어지고 얼굴이 길어져 말상(하관돌출형)으로 바뀔 수 있다.

숨플러스는 비염, 호흡기 질환, 코골이, 입호흡을 방지하고 꿀잠을 제공하므로 성장호르몬 분비가 촉진된다. 실제로 많은 아이들이 숨플러스를 착용하고 예쁜 얼굴형과 키성장에 도움을 받고 있다.

아는 것이 힘이다. 당신과 아이를 위해 어떤 치료법을 선택할지를 결정할 때 가장 좋은 방법은 부작용이 없어야 한다. 그리고 외부에서 공급하는 방식이 아닌 몸의 기능을 활성화 시키는 방법을 선택하는 것이 좋다.

좀 더 많은 체험 사례를 알고 싶다면 02-6261-0111로 전화해도 좋다. 전문 상담사가 항시 기다리고 있다.

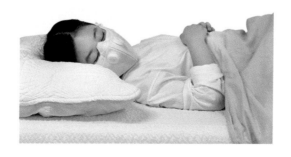

상품 후기

뉴스를 보다가 입을 벌리고 자는 아이들은 키 성장이 더디어 키가 작다는 뉴스를 보고 깜짝 놀랐습니다. 안그래도 아내가 150cm이고 저는 162cm로 작은 키인데 10살인 우리 딸마저 키가 작을까 봐 걱정이었습니다. 그러던 와중에 수면 마스크가 있다는 소식을 듣고 숨플러스를 구매하게 되었습니다.

구매하고 처음에는 딸아이가 답답해서 콜센터에 전화했더니 필터 사용을 꼭 촉촉하게 하고 아이의 호흡능력에 맞게 조절해야 답답하지 않다고 하길래 조절하여 딸아이에게 착용시켰습니다.

다행히 딸이 5년 동안 꾸준히 착용중입니다. 5년 전에는 자기반에서 키가 밑에서 4번째라고 속상해 하였는데, 지금은 자기반에서 8번째로 키가 크다고 얼마나 좋아하는지.. 그렇게 좋아할 줄 알았다면 진작 사줄걸 싶었습니다.

참고문헌

-한국인 소아 청소년에서의 수면 장애의 임상적 양상에 대한 연구. 대한신경학회지 pp.74-82. 2010

-Gunhan K, Zeren F, Uz, U, Gumus B, Unlu H, Impact of nasal polyposis on erectile dysfunction, American Journal of Rhinology and Allergy 2011 Mar-Apr;25(2):112-15.

-Roizen MF, Oz MC, You on a Diet Revised, The Owner's Manual for Waist Management, Collins, 2008.

-Chang HR, Nitric Oxide, the Mighty Molecule: Its Benefits for Your Health and Well-Being. Mind Society, 2012

17) 요통, 척추측만증

척추측만증은 청소년의 2~5%가 이 증상을 갖고 있으며, 65세 이상에서는 인구 중 60%가 척추측만증 환자다. 또 요통도 빈번히 발생된다. 이는 노화와 잘못된 자세가 원인이다.

우리는 어떻게 숨을 쉬는지 거의 신경을 쓰지 않는다. 당연히 숨이 척추에 미치는 영향에 대해서도 생각해 본적이 없을 것이다.

하지만 횡격막을 이용해 저항호흡을 하면 경추와 호흡근육이 단련된다. 그러면 척추의 뒤틀림도 효과적으로 바로 잡을 수 있다.

잠자기 전 뿐만 아니라 수시로 호흡근육, 횡격막 단련 프로그램 훈련을 해보라. 분명 척추측만증, 요통은 개선될 것이다.!!

참고문헌

-Chaves RCM, Suesada M et al. Respiratory physiother apy can increa se lower esower esophageal sphincter pressure in GERO patients. Resp irator Medicine 2012; 106; 1794-9.

-Bitnar P, kolar P, et al. The importance of the diaphragm in the etiolo gy and the possibilith of its use in the treatment of GERO. Presented at the international Society for Diseases of Esophagus. Biennial Congress in Kagoshima Sept 2-5, 2010

18) 속쓰림, 위산역류

음식물을 삼키는 것, 위산 역류, 소화능력은 모두 호흡근육과 횡격막, 복부압력과 관계가 있다. 정상적인 상태에서 안정된 호흡을 할때는 하부식도의 압력이 15~20mmHg이지만, 저항호흡을 할때는 100~150mmHg까지 올라 갈수 있다. 하부식도 압력은 13.2mmHg 이상이어야 하는데, 그렇지 않으면 하부식도가 완전히 닫히지 않아 위산과 공기가 식도로 올라와 가슴쓰림이 발생한다.

따라서 음식물 삼키는 힘을 향상시키고 사래, 위산역류, 가슴쓰림 등을 방지하기 위해선 호흡근육과 횡격막 호흡을 통해 하부식도의 힘을 길러야 한다.

참고문헌

- Chaves RCM, Suesada M et al. Respiratory physiother apy can increase lower esower esophageal sphincter pressure in GERO patients. Respirator Medicine 2012; 106; 1794-9.

- Bitnar P, kolar P, et al. The importance of the diaphragm in the etiology and the possibilith of its use in the treatment of GERO. Presented at the international Society for Diseases of Esophagus. Biennial Congress in Kago shima Sept 2-5, 2010

19) 탈모

바르는 탈모 치료제 대명사 미녹시딜. 탈모 인이라면 모르는 사람이 없을 정도로 잘 알려진 약물이다. 미녹시딜은 산화질소 (NO)원리(혈관을 확장해 산소와 영양소 공급을 촉진)를 이용해 개발된 탈모 치료 제다.

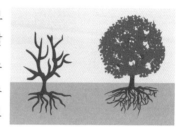

뿌리가 튼튼해야 나무가 잘 자란다. 뿌리가 튼튼하지 못하면 영양분을 받지 못한 나무는 결국 죽게 된다. 우리의 모발도 같다. 산소와 영양분이 제대로 공급돼야 두피와 모낭이 건강해져 모발이 풍성하고 윤기 있게 자랄 수 있다. 탈모를 치료하기 위해서는 산소공급이 가장 중요하다.

모발, 손톱, 발톱은 수면 중에 굵어지고 잘 자란다. 탈모치료에 숨플러스를 착용하고 잠을 자야 하는 이유다. 숨플러스를 착용하고 호흡훈련(폐 나이 측정법 참조)을 한 후, 잠을 자라! 숨플러스를 착용하면 산화질소와 산소가 대량 생성되고, 탈모 치료에 많은 도움을 받는다.

상품 후기

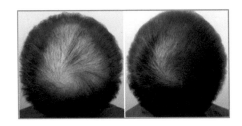

탈모로 고생하던 중에 숨플러스를 소개 받았습니다. 시간 나는 대로 착용했고 잠 잘 때는 꼭 착용했습니다.

실천사항으로 "호흡훈련 하기"가 있었는데 저는 출퇴근 할 때 마스크를 착용하고 하루에 30~40분 정도 빨리 걸으면서 호흡훈련을 했습니다. 1주일에 5일은 그렇게 했죠. 효과는 바로 나오더군요. 30분 빨리 걸으면 얼굴에 땀이 나는데 집에 와서 샤워하고 나면 피부가 완전 보들보들 애기 피부가 되더라고요.

얼굴 살이 많이 빠졌고, 체중도 줄고 건강도 많이 좋아지고⋯ 스트레스도덜 받고, 그 중에 가장 좋은 것은 얼굴 피부가 완전히 좋아졌다는 거예요. 무슨 시술 받았냐고 친구들한테 그런 질문 많이 받아요. 여드름도 나고 그랬는데 그런 것도 없어졌고요. 그리고 잠을 잘 자서 그런지 피곤한 것도 없어졌어요.

탈모 방지는 보름쯤 지나니까 머리 빠지는 게 많이 줄었고요. 확실히 탈모치료가 되더라고요. 지금은 머리가 숭숭 많이 났습니다. 옛날에는 무조건비니나 모자 뒤집어쓰고 다녔는데, 이젠 당당히 머리 드러내고 다닙니다. 돈들인 머리라고 친구들한테 자랑도 하고요 ㅋㅋ

20) 회춘, 성기능 향상

제약회사 화이자는 발기부전 치료제 비아그라를 발명하여 천문학적인 수익을 올리고 있다. 비아그라는 산화질소 원리로 만들어졌다. 노화가 진행되면서 산화질소(NO) 생성이 줄어든다. 산화질소 생성 감소는 전신 혈액순환을 어렵게 만들고 성기능 장애가 발생된다.

산화질소(NO)는 혈관을 확장하여 발기에 중요한 역할을 수행한다. 코가 자주 막혀 입으로 숨을 자주 쉬는 사람 33명을 대상으로 한 연구에서 연구자들은 이들의 경우 발기부전 발생율이 훨씬 높다는 것을 발견하였다. 이후, 호흡훈련을 통해 코호흡을 시작하자 발기부전은 눈에 띄게 개선되었다.

여성 역시 성생활과 관련하여 산화질소 해택을 누릴 수 있다. 산화질소는 여성 생식기에서도 관련 역할을 하여 성욕을 증가시키는데 도움을 준다는 연구 결과도 있다.

상품 후기

부산에 사는 60대 후반입니다. 숨플러스를 착용하고 계속 몸의 변화를 확인하고 있습니다. 일단 숨쉬는게 참 편합니다. 잠도 잘자고 식욕도 좋아졌습니다. 정말 좋아서 보는 사람마다 꼭 사서 착용하라고 권합니다. 그런데 가격 때문인지 선뜻 구매를 못합니다. 돈이 문제가 아닌데 말입니다. 요즘 한가지 더 좋아진게 있습니다. 아침에 힘이 느껴집니다. 회춘하는 느낌입니다. 숨플러스는 나를 10년 젊게 만들어주고 있습니다. 기적같은 일이 벌어지고 있습니다.

참고문헌

-Gunhan K, Zeren F, Uz, U, Gumus B, Unlu H, Impact of nasal polyposis on erectile dysfunction, American Journal of Rhinology and Allergy 2011 Mar-Apr;25(2): 112-15.

-Roizen MF, Oz MC, You on a Diet Revised, The Owner's Manual for Waist Management, Collins, 2008.

-Chang HR, Nitric Oxide, the Mighty Molecule: Its Benefits for Your Health and Well-Being. Mind Society, 2012

21) 피로, 무력감

산소공급시스템 기능 저하로 우리 몸에 산소를 충분히 공급하지
못하면 몸과 마음 모든 활동이 정체되고 노화가 시작된다.

충분한 산소가 공급되지 않으면 몸을 움직일 충분한 에너지를 생산해 낼 수
없다. 결국 근육, 뇌, 간, 심장 등과 같은 여러 장기와 장기들을 구성하는 세
포가 해야 할 대사능력까지 모든 활동이 약해져서 몸의 각 기관이 제 역할을
해내지 못하는 지경에 이른다. 이러한 상황에서 몸 상태가 나빠지고 질병에
걸리는 것은 당연한 수준이다.

몸이 무겁고 쉽게 지칠 것이며 피로감과 무력감을 느낄 것이다. 게다가 숨의
힘이 약해지면 자율신경도 원활하게 작동하지 않아 몸에 온갖 이상 증세가
나타난다. 몸의 이상은 정신적인 측면에도 영향을 미치므로 별것 아닌 일에
짜증이 나거나 시도 때도 없이 우울한 기분에 빠지는 등 마음이 약하고 불안
정해진다.

이처럼 몸과 마음에 나타나는 이상증세의 원인을 찾아 거슬러 올라가보면 시
작점에 "숨의 힘"이 있다. 이 책을 읽고 잘못된 숨쉬기로 그동안 손해를 보고
있다는 사실을 깨달은 사람도 많을 것이다. 사람은 호흡 때문에 약해지기도
하지만, 반대로 호흡 때문에 되살아나는 경우도 많다.

숨플러스를 착용하면 "숨의 힘"이 강해진다. 숨의 힘이 강해지면 충분한 에너
지가 생기고 쉽게 지치지 않으며 몸이 가벼워진다. 그리고 마음에도 중심이
잡혀 안정적인 방향으로 나아갈 수 있다. 우리 몸의 장기와 세포에 생기가
넘쳐 질병을 비롯한 온갖 이상 증세가 줄거나 치유될 것이다.

숨은 몸과 마음이 다양한 문제에서 벗어날 열쇠를 쥐고 있다. 나아가 숨의 힘을 강하게 관리하면 노화를 늦출 수 있다. 숨의 힘을 강하게 관리하여 질병을 막고 노화를 늦추자!

상품 후기

68세 남 오 0 석

저는 하루종일 피곤한 상태로 지냅니다. 잠을 못자는 것도 아닙니다. 하루에 8시간은 기본으로 잠을 자는데도 몸이 하루종일 피곤해서 일할 때 눈꺼풀이 무겁습니다. 매일 피로 회복제인 박카스를 계속 먹는데도 이상하게도 피로가 없어지지 않아 인터넷으로 이런 증상에 대해 검색을 하였습니다.

몸이 안 좋은 경우 피로감이 지속된다고 하여 지인으로부터 숨플러스를 추천받았습니다. 매일 착용하고 운동도 했습니다. 보름 정도 지나니 피로감이 확실히 줄어드는 것을 느꼈고 한달정도 착용하니 몸에 피로가 싹 다 없어졌습니다.

22) 그 밖의 효과

< 변비가 사라졌어요 >

상품 후기

38세 여 이 0 린

변비가 심해서 변비에 좋다는 여러 건강식품을 먹었지만 처음 몇일만 반짝 효과가 있고 2주 정도 지나면 다시 심해지는 변비로 좌절도 많이 했습니다. 그러던 중 모 방송에서 복식호흡이 변비와 장 건강에 좋다고 하여 호흡을 연습하던 중에 숨플러스를 알게 됐습니다. 착용한지 보름 지나니까 좋아지더니 1달 후 부터는 변비와 장 건강에 많은 효과를 보고 있습니다^^. 저는 숨플러스를 착용하고 횡격막 호흡을 하루 10분씩 꼭 하고 자는데 아침에 일어나면 시원하게 볼일을 보게 됩니다. 현제는 건강식품은 먹지 않고 호흡운동만 꾸준히 하고 있고요~ 확실히 횡격막 호흡을 하면 아랫배가 들어 갔다 나왔다 자연스럽게 복부 운동이 되니 뱃살도 많이 빠지네요~ 소화도 잘되고요~ 여러 면에서 저에게 많은 도움이 되는 숨플러스입니다

< 얼굴이 붓지 않아요 >

상품 후기

32세 여 오 0 민

고등학교 때부터 지금까지 겪어온 증상으로서 얼굴, 특히 눈과 코부분이 상당히 자주 부었습니다. 거의 항상 부어있다고 봐도 무방할 정도인데요, 눈이

항상 침침하고, 속 쌍꺼풀이 있는데 거의 대부분의 날들이 눈이 부어서 쌍꺼풀이 보이지 않습니다. 코 또한 상당히 많이 부어있습니다. 육안으로도 부은 상태와 그렇지 않은 상태가 확실히 차이가 났었습니다. 한의원에서 마스크 착용을 추천해서 착용하게 되었습니다. 처음에는 마스크 착용이 불편했습니다. 답답하기도 했고요. 이런 답답함이 호전현상이라 믿고 열심히 착용했습니다. 호흡훈련도 빼먹지 않고 실천했습니다. 완전히 적응하는데 20일 정도 걸린 듯합니다. 4개월 착용했는데, 지금은 얼굴이 붓지 않습니다. 피부도 많이 좋아졌습니다. 비염기도 없어진 것 같습니다.

< 손발이 따뜻해졌어요 >

상품 후기

48세 어 김 0 정

개발자님을 만난 것은 숨플러스를 착용하고 호흡훈련을 한지 2개월 정도 지났을 때였습니다. 개발자님은 "냉증이 있으니까 호흡훈련으로 몸을 따뜻하게 하고 편도선도 주위하세요" 라고 했고 그 후에 꼭 코로 숨 쉬고 따뜻한 음식을 먹었어요. 잠자기 전 숨플러스를 착용하고 호흡훈련을 꾸준히 했더니 지금은 손발이 따뜻해 졌어요. 구내염, 어깨 결림도 사라지고요. 숨플러스를 착용한지 6개월 만에, 10년 시달렸던 고통이 사라진 거예요. 지금은 친구들에게 숨플러스를 적극 권하고 있어요~

숨은
몸을 젊게 만드는 힘이 있다

3장 긍정적인 몸의 신호

1) 호전반응, 명현반응

호전반응이란 치료과정에서 병이 좋아지기 위해 일어나는 반응으로, 몸속 깊이 쌓여있던 병독소가 자연스럽게 뽑아져 나오면서 답답함을 느끼거나 감기가 걸리기도 하고, 고름이나 이물질 등이 신체 밖으로 밀려나오는 현상을 말한다.

숨플러스 착용시 비염이나, 호흡기 질환, 폐질환, 고혈압, 당뇨, 항암치료, 면역력이 약한 사람은 호전반응이 일어난다. 왜냐하면, 숨플러스는 코, 인후, 기관지, 폐에 강력하게 작용하여 막힌 기혈(氣血)을 뚫고, 혈액순환을 좋게 하여 각각의 세포가 제 기능을 다하기 때문이다.

숨플러스 착용시 가장 흔한 호전반응은 **<답답함을 느낀다. 콧물과 누런 농이 많이 흘러나온다. 때론 감기에 걸리기도 한다>** 등이다

물론 각자의 체질이나 성격, 질병의 종류와 정도에 따라 얼마든지 차이가 날 수 있다. 세상의 모든 문제는 그 원리를 이해하면 쉽게 헤쳐나갈 수 있다. 호전 반응이 일어나는 동안 몸속에 쌓여 있던 독소들이 몸 밖으로 빠져나온다. 이러한 반응은 몸이 좋아지는 과정이다. 대부분의 경우 얼마 지나지 않아 호전반응이 끝나게 되고, 몸과 피부가 젊어지는 것을 알게 된다.

2) 폐나이 측정법

이 검사법은 필터를 이용하여 폐 나이를 측정할 수 있다

1. 숨플러스 필터 케이스에 필터 2개를 끼우고 천천히 숨을 쉰다. 이때, 입은 다물어야 한다. 코로 5초 동안 들이 마시고, 6초 동안 천천히 숨을 내쉰다. 5번 반복한다.

2. 필터 2개 끼우고 숨쉬기가 답답하면, **폐 나이는 80세다**

3. 필터 5개 끼우고 숨쉬기가 답답하면, **폐 나이는 50세다**

-천식, COPD, 폐렴 등 호흡기 질환이 있을 경우 매우 답답할 수 있다
-고혈압, 당뇨, 비만, 심장 질환 등이 있는 경우 매우 답답할 수 있다
-65세 이상이거나 장기간 흡연자는 매우 답답할 수 있다
-수면 무호흡, 코막힘, 입으로 숨을 쉬는 사람은 매우 답답할 수 있다

폐 나이가 많이 나왔어도 걱정할 필요없다. 숨플러스를 착용하고 호흡근육, 횡격막을 단련하면, 1~3개월 안에 폐기능이 향상되고, 숨차는 증상, 답답한 증상이 사라진다

-필터 갯수에 따른 폐 나이 평가기준-

※ 아래 표의 수치는 평균 기준입니다.
   필터의 갯수는 개인의 호흡능력에 맞게 조절하십시오.

필터갯수 (한쪽기준)	폐 나이	평가 기준
1개	90세	심각한 호흡기 장애 높은 연령, 수면호흡장애, 만성질환
2개	80세	
3개	70세	호흡기 장애, 코골이 건강 문제점 발생
4개	60세	
5개	50세	호흡기 장애 발생가능, 건강한 신체 (20~40대 건강한 사람들이 해당됨)
6개	40세	
7개	30세	건강한 호흡기 기능과 신체

80세	70세	60세	50세	40세	30세
2개	3개	4개	5개	6개	7개

폐 나이 80세을 위한
호흡근육, 횡격막 단련 프로그램

- 폐 나이 측정

- 수면 중, 일상생활 중에도 반드시 코호흡 유지

- 필터 케이스에 필터 2개 끼우고 호흡근, 횡격막 단련운동

<호흡근육, 횡격막 단련방법>

1. 잠자기 전 숨플러스를 착용, 천정을 보고 침대에 눕는다

2. 숨을 3초에 걸쳐 힘껏 들이 마신다(가슴과 복부 앞으로 나옴)

3. 숨을 2초동안 멈춘다

4. 숨을 4초에 걸쳐 천천히 내쉰다(가슴과 복부 들어감)

5. 10분 동안 반복한다

6. 숨플러스를 착용하고 잠을 잔다

- 일상 생활에서도 수시로 호흡근육, 횡격막 단련하기

- 폐 나이 60세가 되면 필터 갯수 늘려 호흡근육 단련

폐 나이 60세을 위한
호흡근육, 횡격막 단련 프로그램

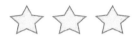

- 폐 나이 측정

- 수면 중, 일상생활 중에도 반드시 코호흡 유지

- 필터 케이스에 필터 3개 끼우고 호흡근, 횡격막 단련운동

<호흡근육, 횡격막 단련방법>

1. 잠자기 전 숨플러스를 착용, 천정을 보고 침대에 눕는다

2. 숨을 4초에 걸쳐 힘껏 들이 마신다(가슴과 복부 앞으로 나옴)

3. 숨을 3초 동안 멈춘다

4. 숨을 5초에 걸쳐 천천히 내쉰다(가슴과 복부 들어감)

5. 10분 동안 반복한다

6. 숨플러스를 착용하고 잠을 잔다

- 일상 생활에서도 수시로 호흡근육, 횡격막 단련하기

- 폐 나이 40세가 되면 필터 갯수 늘려 호흡근육 단련

폐 나이 40세을 위한
호흡근육, 횡격막 단련 프로그램

- 폐 나이 측정

- 수면 중, 일상생활 중에도 반드시 코호흡 유지

- 필터 케이스에 필터 4~5개 끼우고 호흡근, 횡격막 단련운동

<호흡근육, 횡격막 단련방법>

1. 잠자기 전 숨플러스를 착용, 천정을 보고 침대에 눕는다

2. 숨을 5초에 걸쳐 힘껏 들이 마신다(가슴과 복부 앞으로 나옴)

3. 숨을 4초 동안 멈춘다

4. 숨을 6초에 걸쳐 천천히 내쉰다(가슴과 복부 들어감)

5. 10분 동안 반복한다

6. 숨플러스를 착용하고 잠을 잔다

- 일상 생활에서도 수시로 호흡근육 단련하기

- 폐 나이 30세가 되면 필터 갯수 늘려 호흡근육 단련

폐 나이 30세을 위한
호흡근육, 횡격막 단련 프로그램

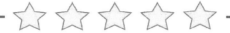

- 폐 나이 측정

- 수면 중, 일상생활 중에도 반드시 코호흡 유지

- 필터 케이스에 필터 6~7개 끼우고 호흡근, 횡격막 단련운동

<호흡근육, 횡격막 단련방법>

1. 잠자기 전 숨플러스를 착용, 천정을 보고 침대에 눕는다

2. 숨을 6초에 걸쳐 힘껏 들이 마신다(가슴과 복부 앞으로 나옴)

3. 숨을 5초 동안 멈춘다

4. 숨을 7초에 걸쳐 천천히 내쉰다(가슴과 복부 들어감)

5. 10분 동안 반복한다

6. 숨플러스를 착용하고 잠을 잔다

- 일상 생활에서도 수시로 호흡근육 단련하기

- 건강한 신체, 폐 나이 유지하기

3) 세계최초발명특허 & 신기술 숨플러스

식품의약품안전처(식약처)에 따르면, 신약 하나를 개발하는데 평균 10년에서 15년이 소요되고 약 1조에서 2조원을 투자해야 한다. 많은 시간과 자본이 투자되어 개발된 약이지만 모든 약은 부작용이 있다. 약은 일반적으로 효과가 좋으면 부작용이 많고, 부작용이 적으면 효과가 떨어지는 문제점이 있다.

부작용 ZERO!

숨플러스는 부작용은 전혀 없고 엄청난 장점만 있다. 숨플러스는 영광스럽게 연구기간 18년, 출시 11년 만에 전 세계에서 85만명에게 공급되었으며, 2000억 기술 가치를 달성했다.

인생에서 가장 멋진 일은 '창조'일 것이다. 전 세계에서 누구도 해내지 못한 것을 이루었다는 것, 100년 1000년 이어질 "위대한 기술"을 창조했다는 것은 일생일대 최고의 기쁨이 아닐 수 없다.

지난 18년간 연구과정에서 수없이 실패했고 다시 시작했다. 또 특정 집단의 고소 고발로 인해 수차례 법정에 불려갔으며 전과자가 됐다. 하지만 그때마다 더 테스트하고 더 많은 임상을 거쳤다. 그 과정에서 많은 책과 논문을 읽었다.

그럴 경우 그곳에서 숨에 대한 동서고금의 인물들과 연구 사례들을 만나게 됐다. 필자가 연구하고 제품으로 이어진 **'숨의 힘'** 대해서 각 시대마다 최고의 석학들이 연구했었다는 사실을 아는 것만으로도 가슴이 설레고 벅차다.

발명특허 235건
전 세계 35개국 특허출원

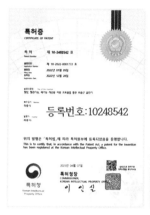

발명의 명칭:
혈압, 혈관기능, 폐기능 개선
용 저항 코호흡을 통한 호흡근
훈련기

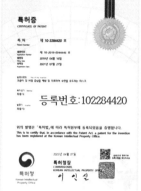

발명의 명칭:
코골이 및 비염 증상을 예방
및 치료하여 숙면을 유도하는
마스크

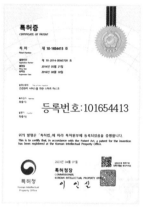

발명의 명칭:
건강관리 서비스를 위한
마스크

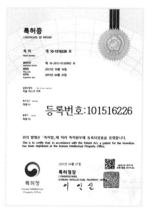

발명의 명칭:
미용 마스크 키트

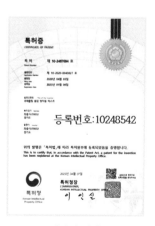

발명의 명칭:
유해물질 흡입 방지용 마스크

디자인특허 5건

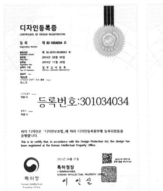

등록번호:301034034

디자인 명칭:
건강관리 마스크

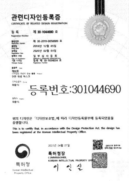

등록번호:301044690

디자인 명칭:
안면 위생 마스크

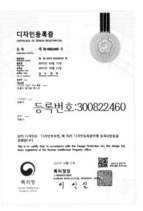

등록번호:300822460

디자인 명칭:
코골이 방지 마스크

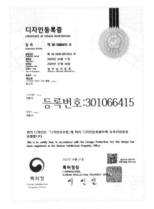

등록번호:301066415

디자인 명칭: 마스크

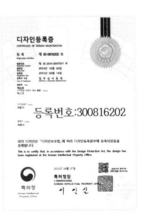

등록번호:300816202

디자인 명칭: 마스크

상표특허 25건

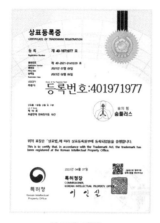

상표의 명칭:
숨의힘 숨플러스

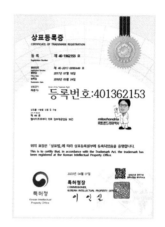

상표의 명칭:
미토콘드리아 박사

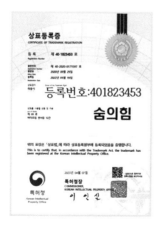

상표의 명칭:
숨의힘

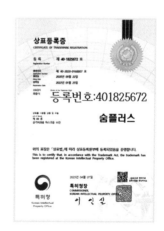

상표의 명칭:
숨플러스

세계최초발명특허 소재 "실리콘하이드로겔"

당신의 피부를 케어합니다

강력보습, 얼굴윤곽, 코르셋 기능 까지.

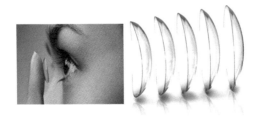

숨플러스는 발명특허 소재인 실리콘 하이드로겔로 세계최초 대한민국에서 생산됩니다. 실리콘 하이드로겔은 콘택트 렌즈 만드는 특수 소재입니다.

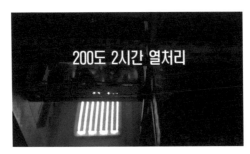

안전하고, 편안한 착용감

숨플러스는 누구나 부작용없이 편안하게 착용할 수 있도록 200도에 서 2시간 열처리 후 출시되므로 안전합니다

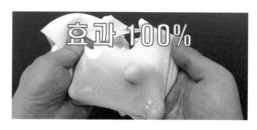

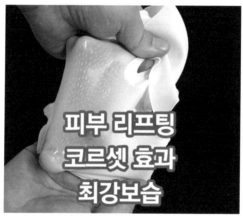

반영구 사용, 700% 신축성, 코르셋 효과로 동안얼굴, 동안 피부, 효과 100를 선사한다

재질특징

공기&수증기 통과 ㅣ 수분, 자외선, 오존, 바람 등 차단

소재 : 실리콘 하이드로겔	신축성 : 1000%	투습도 : 35%
사용온도 : −30~300도	내마모성 : 0.5%	통기성 : 65%
	탄성력 : 98%	피부순응성 : 99.9%

마지막 부탁

나이들수록 산소공급시스템(심장, 폐, 혈관, 혈액) 및 호흡기능은 약해진다. 또 잘못된 호흡습관, 호흡기 기능 약화 및 미세먼지가 포함된 오염공기를 마시고 사는 현대인들은 누구나 할것 없이 비염, 천식, 각종 폐질환 등 호흡기병에 걸려있다. 다만 정도에 차이가 있을 뿐이다.

사망원인 1~10위는 대부분 산소공급시스템(심장, 폐, 혈관, 혈액) 기능 약화로 발생된다. 퇴행성 질환, 면역질환, 당뇨병, 고혈압, 고지혈증 등 만성 질환 역시 산소공급시스템 기능 약화로 발생된다. 건강한 삶을 위해 반드시 산소공급시스템 및 호흡기능을 향상시켜야 한다.

인간의 죽음을 단 한마디로 표현 한다면 **"숨"**이 멈추었기 때문이다. 따라서 "숨의 힘"이 약하면 많은 질병에 걸리고, "숨의 힘"이 강하면 자연히 온몸이 다 건강할 수 있다.

마지막으로 부탁드립니다

이 책에 담긴 **"숨의 힘"** 을 이해하고 "숨플러스를 착용하고 잠을 자고, 숨플러스를 착용하고 운동 하십시오!!.

그러면 아픈 사람이든, 노인이든, 다이어트를 하는 사람이든, 운동을 하는 사람이든 모든 사람이 **빠르면 하루, 늦어도 3개월** 안에 건강과 체력, 피부가 눈으로 확인할 수 있게 향상될 것이다.

추천해 주길 부탁드립니다

당신이 이 책을 읽고 숨플러스를 착용하여 건강과 체력이 향상되면 친구, 지인, 가족에게 추천해 주길 바랍니다. 그리고 숨플러스 숨의 힘! 프로그램이 도움이 될거라고 생각되는 사람이 있다면 우리에게 전화를 해서 (02-6261-0111) 상담을 요청하시기 바랍니다. 친절한 상담원이 기다리고 있습니다.

숨플러스 착용과 산소공급시스템 및 호흡기능 향상으로 얼마나 몸이 젊어졌는지 알려 주시기 바랍니다. (E-mail : ndm7247@naver.com) 더 많은 사람들을 돕고 싶습니다.

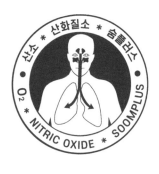

세상의 모든 지식중에 가장 중요한 지식은

"자신과 가족의 건강을 지키는 방법"을

아는 것이다. 이제 부터라도 정확하고

올바르게 알아야 한다

숨의 힘!

10년 젊어지는 신기술
숨플러스

1판 1쇄 발행 2024년 03월 08일

발행인 김 애 란
지은이 최 충 식

펴낸곳 숨플러스
전화 02 - 6261 - 0111

E-mail: ndm7247@naver.com
등록번호 제 29-259호 /223-1984

ISBN 979-11-6440-556-5 (13510)

하움출판사: haum.kr